救急超音波診

救急診療にエコーを活用する

森村尚登 監修　本多英喜 編集
J-POCKEYS 開発ワーキングチーム 著

謹告

本書に記載されている診断法・治療法に関しては，発行時点における最新の情報に基づき，正確を期するよう，著者ならびに出版社はそれぞれ最善の努力を払っております．しかし，医学，医療の進歩により，記載された内容が正確かつ完全ではなくなる場合もございます．

したがって，実際の診断法・治療法で，熟知していない，あるいは汎用されていない新薬をはじめとする医薬品の使用，検査の実施および判読にあたっては，まず医薬品添付文書や機器および試薬の説明書で確認され，また診療技術に関しては十分考慮されたうえで，常に細心の注意を払われるようお願いいたします．

本書記載の診断法・治療法・医薬品・検査法・疾患への適応などが，その後の医学研究ならびに医療の進歩により本書発行後に変更された場合，その診断法・治療法・医薬品・検査法・疾患への適応などによる不測の事故に対して，著者ならびに出版社はその責を負いかねますのでご了承ください．

序

　救急医療の場を傷病と「闘う」という視点から『サッカーの試合』に，そして救急医を『フットボールプレーヤー』に例えるならば，そのポジションは5つです．ドクターカーやドクターヘリを中心にした病院前診療，メディカルコントロール，災害医療は，攻めるポジションすなわち『フォワード』の仕事です．ERで初期診療にあたる人は，攻守を連係し，ゲームコントロールする『ミッドフィルダー』といったところでしょうか．Acute care surgeonや外傷外科，IVRや緊急内視鏡を主たるサブスペシャリティとする人は，止血や傷病の病勢を抑えて守りを固める『ディフェンダー』．そしてクリティカルケアを担当する人は，傷病に点をとられて負けぬよう最後方で構える『ゴールキーパー』です．さらに，もう1つの重要なポジションはトレーニングを司る『コーチ』です．「急な傷病の予防」のために，救急蘇生法の普及，データバンクに基づく新たな提唱などが役目になります．

　どのポジションにおいても共通して求められていることは，「緊急度の高い症例に対する時間との闘い」，すなわち迅速性です．そこで，超音波装置です．従前より，迅速性のみならず，簡便性，非侵襲性からPoint of Care Testing（被検者の傍らで医療従事者が行う検査）の代表格とされてきました．傷病者が動くのではなく，医療従事者が自在に動いて検査を行う．これこそが，限られた時間のなかで対応を強いられる「救急医療」の強力な武器であることは論を俟ちません．

　本書では，超音波装置を検査の手技ではなく，診察の一法として用いるように位置づけ

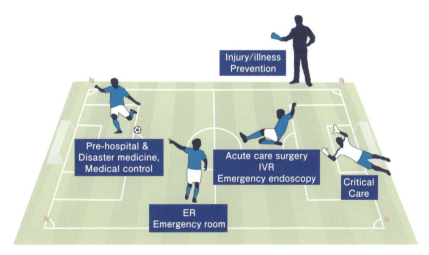

救急医療の5つのポジション

ました．問診，視診，聴診，打診，触診，そして，「超音波診」．聴診器を胸に当てて呼吸音を聴くのが「聴診」，超音波を当てて画像を視るのが「超音波診」です．救急医療における超音波診を「救急超音波診」と呼称し，それにかかわる知識と技能をできるだけ実践的に解説しました．救急医療に携わるすべての人に，そして初学者からエキスパートまで多くの方々にご活用いただければ幸いです．

2016年11月

横浜市立大学医学部救急医学教室
東京大学大学院医学系研究科救急医学
森村尚登

救急超音波トレーニングコース（J-POCKEYSコース）の始動にあたって

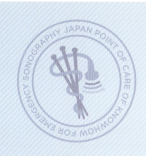

救急超音波トレーニングコースの開発

　2013年11月，「救急診療における超音波検査の有用性を共有したい」，「救急医がもつべき技能としてベッドサイドでの超音波検査のスキルを高めたい」といった若い救急医の声をきっかけにこのプロジェクトが始まった．横浜市立大学附属市民総合医療センター高度救命救急センターのミーティングルームに有志が集まり，「超音波検査を救急診療の医学的判断に役立てたい」，「"Point of Care"の概念を取り入れた超音波検査のトレーニングコースを企画したい」などの意見が出され，救急医のための超音波検査トレーニングコースを開発する本邦初の取り組みがスタートした．

　「救急医が救急外来やCrtical Care（ICU）で超音波検査を駆使して緊急度を判断できないか？」，「ベッドサイドでの患者モニタリングとして使えないか？」，というさまざまな意見をもとに，本コースのコンセプトを「救急医がいつでも，どこでも，どんな場面でも使える超音波検査」として超音波検査の機動性と汎用性について普及させることを目的に，新たな試みとして，「視診」，「聴診」，「触診」，「打診」に続く「超音波診」として身体診察の一部として組込み，臨床判断における有用性をアピールする方針とした．

　本トレーニングコースの開発にあたり苦労した点は，超音波検査自体の汎用性が高く，すべての範囲を網羅するコースカリキュラムとなれば1日で収まりきらない点である．一方，本邦ではさまざまな超音波セミナーが行われているが，手技別あるいは臓器別のコースとなっている．そのため，コンパクト（短時間）でかつ効率的に学ぶことができるトレーニングコースのニーズがあると考えた．

　われわれが提案するコースは，救急超音波検査手技を効率的に学習することを念頭においた．また，前述した臓器別セミナーとの差別化も必要と考え，コースコンセプトは「見える化」と「ノウハウの共有」とした．実際の診療をイメージして，ブースでの導入もケースシナリオ形式として臨床現場でどのような場面で超音波検査を用い，その結果をもとに臨床判断を下すのかを明確にすることを，受講生へのメッセージとしている．

いざ，コースの開始

　2014年2月にパイロットコースとして第1回救急超音波セミナー（Japan Point of Care & Know-How for Emergency Sonography："J-POCKEYS"）を企画した．その後，救急超音

波診のアルゴリズムに加え知識とスキルを同時に学ぶ，実践的なトレーニングコースをめざしてコース開発ワーキングチームでミーティングを重ねて，2015年6月に第18回日本臨床救急医学会でデモコースを開催し，2016年6月より救急超音波トレーニングコースの活動を開始した．"J-POCKEYSコース"のコースコンセプトは，救急超音波のノウハウの共有であり，救急医のレベルアップにつながると確信している．本書は救急超音波トレーニングコースの基本的知識とアルゴリズムを中心にまとめている．「いつでも」，「どこでも」，「どんな場面でも」を合言葉に救急超音波診のスキルを身につけるために皆さんと一緒に頑張っていきたい．

〈本多英喜〉

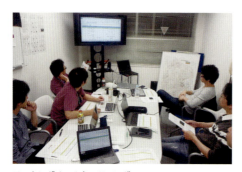

ワーキングチームミーティング

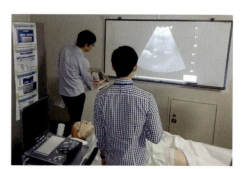

パイロットコースの開催風景①
ハンズオンブース（小グループによる）

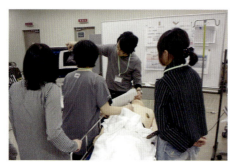

パイロットコースの開催風景②
シナリオによるトレーニング風景

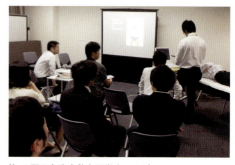

第18回日本臨床救急医学会でのデモコース
シナリオベースで超音波手技を臨床現場で活かすためのノウハウを体験する

救急超音波診
救急診療にエコーを活用する
contents

序 .... 森村尚登　3

執筆者一覧 10

◆ 救急超音波トレーニングコース（J-POCKEYSコース）の
始動にあたって .... 本多英喜　5

1章　総論：救急超音波診

1. 救急診療の類型化と救急超音波診 .... 森村尚登　12
2. 救急超音波診のアルゴリズム .... 髙橋耕平　15
3. 救急超音波診とその4つの軸〜救急医が実施するPoint of Care Ultrasound ... 谷口隼人，本多英喜　27
4. ショックにおける救急超音波診 .... 内山宗人　37

2章　診療場面に応じた救急超音波診を実施する

1. 救急外来（ER） .... 髙橋耕平
   ① 胸痛 47
   ② 腹痛 52
2. Critical Care（蘇生処置） .... 祐森章幸
   ① ショック患者の初期対応 57
3. 集中治療室（ICU） .... 酒井拓磨
   ① volume評価 67
   ② 心機能評価 69
   ③ 肺エコーと呼吸機能評価（気胸，肺水腫，無気肺を同定する） ... 71
   ④ 頭蓋内圧評価（ONSD） 72

⑤ 深部静脈塞栓症（DVT）評価 ... 73
⑥ チューブ位置確認（挿管チューブ） ... 75

3章　マイナーエマージェンシーと救急超音波診

1. マイナーエマージェンシー領域で救急超音波診を行うにあたって　　森　浩介 ... 78
2. 筋骨格系　　森　浩介
   ① 骨折：橈骨遠位端骨折 ... 79
   ② 足関節：前距腓靱帯損傷 ... 81
   ③ アキレス腱断裂 ... 82
   ④ 下腿三頭筋断裂 ... 83
   ⑤ 膝関節：関節水腫 ... 84
   ⑥ 膝関節：Baker 嚢胞 ... 85
   ⑦ 股関節：limping child（小児股関節痛） ... 86
   ⑧ 肩関節：腱板（棘上筋腱）断裂 ... 87
   ⑨ 肩関節：石灰沈着性腱板炎 ... 89
   ⑩ 肩関節：三角筋下滑液包炎 ... 90
3. 皮膚軟部組織　　豊田　洋，森　浩介
   ① 蜂窩織炎 ... 91
   ② 感染性粉瘤 ... 93
   ③ 皮下異物 ... 94
4. 眼科領域　　内倉淑男，森　浩介
   ● 眼球エコーを行う前に〜眼球エコーで生じる合併症に気をつける ... 95
   ① 頭蓋内圧亢進 ... 96
   ② 網膜剥離，後部硝子体剥離 ... 97
   ③ 網膜中心動脈閉塞症 ... 98
   ④ 眼球破裂 ... 99
   ⑤ 水晶体脱臼 ... 100
   ⑥ 硝子体出血 ... 101
   ⑦ 眼内異物 ... 102
5. 耳鼻咽喉科領域　　森　浩介
   ① 副鼻腔炎（上顎洞炎） ... 103

② 唾石症と顎下腺炎 104
　　③ 扁桃周囲膿瘍 105
　6. 泌尿器科領域　　　　　　　　　　　　　　　　　　　　　　　森　浩介
　　① 尿管結石・水腎症 107
　　② 神経因性膀胱：残尿量測定 109
　　③ 精巣捻転（急性陰嚢痛） 110
　　④ 精巣上体炎・精巣炎 111
　　⑤ 精巣垂捻転 112
　　⑥ 精巣破裂・挫傷（陰嚢外傷） 113
　　⑦ 虚血性/非虚血性持続陰茎勃起症 114
　7. 産婦人科領域　　　　　　　　　　　　　　　　　　　　　　　森　浩介
　　① 異所性妊娠破裂 115
　　② 卵巣茎捻転 118

4章　侵襲的処置の補助的検査としての救急超音波診　　　　　大井康史

　1. 内頸静脈穿刺 124
　2. 鎖骨下静脈穿刺 134
　3. 大腿静脈穿刺 138
　4. 肘静脈穿刺 141
　5. 大腿動脈穿刺 144
　6. 橈骨動脈穿刺 147
　7. もっとエコーが使える場所を知ろう！ 150
　　　● 腰椎穿刺 ● 気管挿管/輪状甲状間膜穿刺 ● 心囊穿刺 ● 胸腔穿刺 ● 腹腔穿刺

5章　超音波検査の基本的知識とリスクマネジメント　　　　　本多英喜　160

◆ おわりに：救急超音波診の普及と今後の展望　　　　　谷口隼人，本多英喜　168

　索引 172

執筆者一覧

◆ 監　修 ◆

森村 尚登　横浜市立大学医学部救急医学教室，
　　　　　　東京大学大学院医学系研究科救急医学

◆ 編　集 ◆

本多 英喜　横浜市立大学医学部救急医学教室，
　　　　　　横須賀市立うわまち病院救急総合診療部救命救急センター

◆ 執筆者（執筆順）◆

【J-POCKEYS開発ワーキングチーム】

森村 尚登　横浜市立大学医学部救急医学教室，
　　　　　　東京大学大学院医学系研究科救急医学

本多 英喜　横浜市立大学医学部救急医学教室，
　　　　　　横須賀市立うわまち病院救急総合診療部救命救急センター

髙橋 耕平　横浜市立大学医学部救急医学教室，
　　　　　　横浜南共済病院救急科

谷口 隼人　横浜市立大学医学部救急医学教室，
　　　　　　横須賀共済病院救急科

内山 宗人　横浜市立大学医学部救急医学教室，
　　　　　　横浜市立大学附属市民総合医療センター高度救命救急センター

祐森 章幸　横浜市立大学医学部救急医学教室，
　　　　　　国立病院機構横浜医療センター救急科

酒井 拓磨　横浜市立大学医学部救急医学教室，
　　　　　　横浜市立大学附属市民総合医療センター高度救命救急センター

森　浩介　横浜市立大学医学部救急医学教室，
　　　　　　横浜南共済病院救急科

豊田　洋　横浜市立大学医学部救急医学教室，
　　　　　　済生会横浜市南部病院救急診療科

内倉 淑男　横浜市立大学医学部救急医学教室，
　　　　　　横須賀市立うわまち病院救急総合診療部

大井 康史　横浜市立大学医学部救急医学教室，
　　　　　　横浜市立大学附属病院救急科

1章
総論：
救急超音波診

1. 救急診療の類型化と救急超音波診

- 緊急度は，重症化に至る速度である
- 主要症候の原因疾患の緊急度と重症度の分布に基づき，救急診療法を類型化する
- 超音波を救急患者の身体に当てて画像を視て行う「診察」を「救急超音波診」と名付ける

緊急度と重症度による病態の類型化

　一般に，重症度は「病態が生命予後あるいは機能予後（時に整容の予後を含む）に及ぼす程度」と定義される．他方，緊急度は「重症化（死亡あるいは機能障害）に至る速度あるいは重症化を防ぐための『持ち時間あるいは時間的余裕』」である（図1）．

　救急診療の対象は，緊急度の高い症例が多く，時間との闘いを強いられる．したがって，一般診療とは異なる診療のアプローチが必要になる（図2）．

　救急診療が一般診療と異なる最大のポイントは，「時間」因子の関与の大きさである．状態が切迫しているため，短時間で判断を迫られることがしばしばであり，**緊急処置を行いながら原因を検索する**というアプローチをとることが多いのが特徴である．この際，救急診療における臨床推論の思考過程を症候に応じて類型化することによって，指導者は説明しやすくなり，研修者は習得しやすくなる．代表的な症候の原因疾患を，仮に横軸を緊急度，縦軸を重症

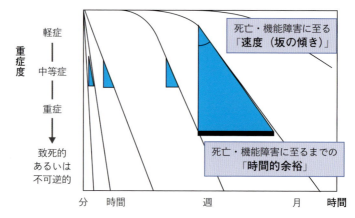

図1　緊急度の概念図
（文献1より引用）

度としたグラフ上にプロットした場合に，まんべんなく疾患が散らばる症候（腹痛など）と，緊急度・重症度が高い一部の疾患以外は低緊急・軽症が多い症候（胸痛，頭痛など），その中間（多発外傷など）の3つに大別できる（図3）．

救急診療の症候類型別アプローチ

緊急度・重症度が多彩な症候には演繹法（deductive approach），二極化している症候には帰納法（inductive approach），中間には2つの方法を合わせながら語呂合わせとアルゴリズ

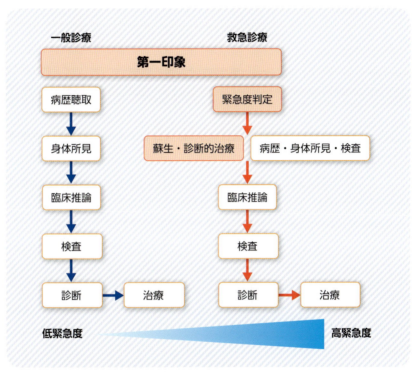

図2　一般診療と救急診療のプロセスの相違

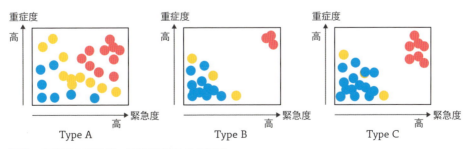

図3　病態別の緊急度・重症度分布の3類型
Type A：原因疾患の緊急度・重症度が多岐にわたる症候（腹痛・嘔吐など）．
Type B：数少ない非常に緊急度の高い疾患と多くの緊急度の低い疾患が対象となるような症候（頭痛・胸痛など）．
Type C：混合型（意識障害など）．

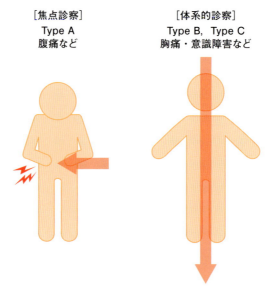

図4　焦点診察と体系的診察

ムの導入で対応する．図3におけるType Aは原因疾患の緊急度・重症度が多岐にわたる症候であり，臨床推論のくり返し，すなわちdeductive approach（演繹的）によって診断していく．例えば腹痛，嘔吐，発熱などの症候がそれにあたり，病態生理を考えながらアプローチする．Type Bは，数少ない非常に緊急度の高い疾患と多くの緊急度の低い疾患が対象となるような症候であり，頭痛，胸痛，動悸，背部痛などがその代表である．これらの症候に対しては緊急度の高い疾患をまず否定するアプローチ，すなわちinductive approach（帰納的）をとる．Type Cは意識障害，多部位外傷，急性薬物中毒，めまい，失神などであり，アルゴリズムを駆使したアプローチ，すなわちsurvey/integrated approachをとる．言い換えれば，Type Aには焦点診察（focused examination），Type B・Type Cには体系的診察（survey）を実施する（図4）．

　本書では超音波を身体に当てて画像を視て行う「診察」を，「救急超音波診」と名付けた．超音波装置を検査ではなく，問診，視診，聴診，打診，触診と並ぶ，診察の一法に位置づけるものである．聴診器を胸に当てて呼吸音を聴くのが「聴診」，超音波を当てて画像を視るのが「超音波診」である．上記のいずれの類型の病態に対しても，超音波診は「現症の把握」と「診断」の一助になる．

文献・参考文献

1）日本臨床救急医学会　緊急度判定体系のあり方に関する検討委員会，他：緊急度判定の体系化―発症から根本治療まで―．日臨救医誌，19：60-65，2016

2. 救急超音波診のアルゴリズム

- 救急診療の第1段階である《Primary Assessment & Resuscitation》では，生理学的異常を引き起こした病態を解析することを目的に救急超音波診を行う
- 救急診療の第2段階である《Secondary Assessment & Treatment》では，緊急度・重症度の高い疾患を同定・除外することを目的に救急超音波診を行う

救急診療の基本的な考え方

　救急診療の特徴の1つは緊急度を常に考慮する点にある．前稿1章1にある通り，**緊急度は「重症化（死亡あるいは機能障害）に至る速度あるいは重症化を防ぐための『持ち時間あるいは時間的余裕』」**である．われわれは救急患者の診療を行う際に，常に時間との闘いを強いられる．緊急性が高いと判断した患者であれば，時間の因子を強く意識しなければ，患者は不幸な転帰をたどる危険性が高くなる．患者の病態を正確に把握し，その病態に応じた蘇生処置を実施すること，その病態を引き起こした原因疾患を同定し，初期治療から根本治療へつなげることが救急診療の目的である．

　この稿では救急診療の目的を迅速に達成するための考え方を整理し，救急診療の考え方をアルゴリズム化した．さらにそのアルゴリズム内で「**救急超音波診**」をどのように活用していくのか，その具体的なノウハウを中心に示す（図1）．

　救急診療の原則に従い，救急診療アルゴリズムの大枠を考えると，「**生理学的異常の評価と蘇生**」「**疾患（特に緊急度・重症度の高い）の診断と治療**」の2段階構成と捉えることができる．

1）第1段階「生理学的異常の評価と蘇生」

　第1段階である「**生理学的異常の評価と蘇生**」では，**生命危機を回避することを目的**とする．生理学的異常の評価はABCDE線形アプローチが基本となる（図2）．まず，酸素の体内への取り込みや脳をはじめとした全身に循環させる生命維持の仕組みの破綻を察知する．生理学的異常を察知するためには，モニターの数値だけではなく，身体所見が重要である．次に察知した異常がどのような病態であるかを解析する．そのためには，病歴と身体所見に合わせてベッドサイドで実施可能な各種検査（心電図，ポータブルX線，血液ガス分析，超音波など）が有用となる．解析した病態に応じた適切な蘇生処置を迅速に行うことによって生命の危機が回避される．

2）第2段階「疾患（特に緊急度・重症度の高い）の診断と治療」

第2段階の「**疾患（特に緊急度・重症度の高い）の診断と治療**」では，生理学的異常を引き起こした，または特定の症状の原因疾患を同定し，初期治療から根本治療へつなげる部分になる．アプローチ方法としては，演繹法（inductive approach），帰納法（reductive approach）がある．実際の診療においては，**焦点診察（focused examination）**，または**体系的診察（survey）**のどちらを実施するかが重要となる．**1章1**にあるように，主訴に応じて，想定される鑑別疾患の緊急度・重症度分布がType A～Cのどれに該当するかを考え，Type Aであれば焦点診察（focused examination），Type BまたはType Cであれば体系的診察（survey）を選択する．また病歴や身体所見など，患者から得られる情報の**信頼性が高いか低いか**も重要な要素となる．例えば意識状態に問題がなく，全身状態の安定している発熱患者に対しては，

1. 生命にかかわることを最優先に行う
2. 時間の因子を重視する（重症度だけでなく，緊急度の評価も行う）
3. 生理学的異常の有無を最初に把握する
4. 病態の把握→診断の順に考える（確定診断にこだわらない）
5. 不必要な侵襲を加えない

問診，視診，聴診，打診，触診に加えて「超音波診」
▸ 従来の身体所見に加えて，超音波による所見を得ることで，より正確かつ迅速な病態把握や診断が可能となる

限られた時間内での判断→"Point of Care"
▸ 症状の悪化するスピード（程度）に対応するために，ベッドサイドで実施できる超音波は有効な手段である

病歴聴取ができない状況（不十分な情報収集）
▸ 意識障害で病歴を十分に聴取できない状況下で，超音波検査で得られる情報（患者の状態）は臨床判断を下すために有用である

図1 救急患者への初期診療における原則と救急超音波診の役割

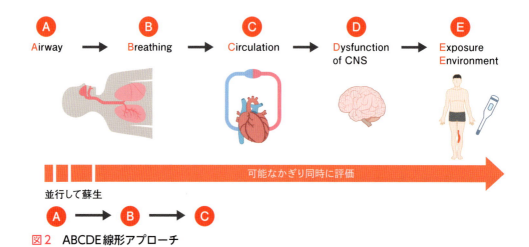

図2 ABCDE線形アプローチ

明確な上気道症状が聴取できれば，上気道に焦点をあてた診察を実施すればよいが，認知症などから病歴聴取困難な高齢者の発熱では，焦点を絞ることは困難であり，全身をくまなく診察する必要が生まれる．このように病歴や身体所見の信頼性が高い患者であれば，得られた情報から推定される病変部位に対して焦点診察を実施すればよい．しかし，病歴・身体所見の信頼性が低い患者では誤った箇所に焦点をあててしまう可能性が生じる．そのため見逃しや誤診を防ぐうえでも，体系的診察が必要となる（図3）．

救急診療における救急超音波診の活用

本書では救急診療アルゴリズムの第1段階を《Primary Assessment & Resuscitation》，第2段階を《Secondary Assessment & Treatment》と呼称する．

第1段階の《Primary Assessment & Resuscitation》における救急超音波診の役割は，生理学的異常を引き起こした病態を解析することにある．特に呼吸不全とショックに対してその有効性が高い．第2段階の《Secondary Assessment & Treatment》では，超音波診の活用として緊急度・重症度の高い疾患を同定・除外するためだけではなく，重症度の評価やドレーン・カテーテル挿入を安全に実施するための補助手段としても有用である（図4）．

近年，ABCDEそれぞれに超音波による評価方法が考案されている．またさまざまな疾患の診断方法としても超音波の可能性が広がっている[1]．しかし本稿ではこれらすべてを網羅するわけではない．技術的な難易度が高いもの，評価方法が確立していないものは除き，超音波の有効性が確立されているものを抽出して救急診療アルゴリズムに組み入れた．また救急超音波診は有効な診療ツールであるが，その限界点も理解する必要がある．**超音波に固執するあまり，救急診療で重要な要素である時間を浪費してしまうことは，厳に慎まなくてはならない．**

なお本稿では救急診療における超音波活用のノウハウが中心となるため，具体的な超音波の手技に関しては1章4以降（p37以降）を参照いただきたい．

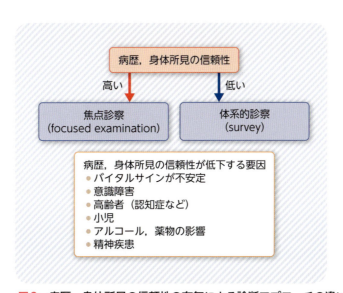

図3　病歴，身体所見の信頼性の有無による診断アプローチの違い

1）救急超音波診を活用したPrimary Assessment & Resuscitation（図5）

　生理学的異常の病態解析に救急超音波診が有効性を発揮するのは，B（呼吸）とC（循環）

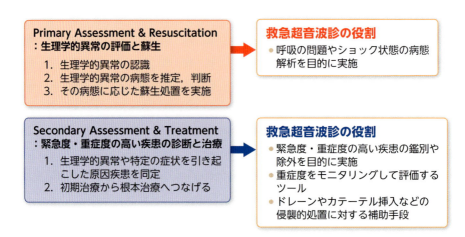

図4　救急診療アルゴリズムの大枠と救急超音波診の役割

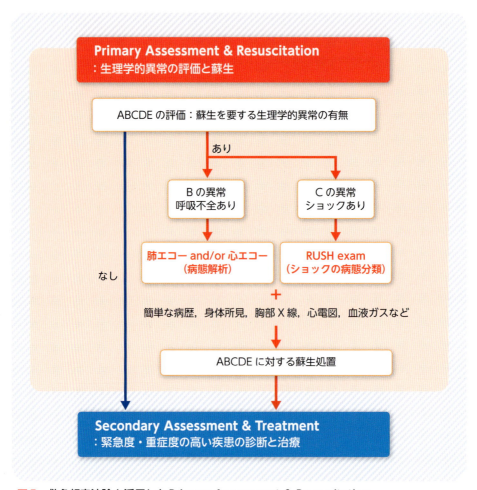

図5　救急超音波診を活用したPrimary Assessment & Resuscitation

の評価である．**呼吸不全とショック**に対して，その病態解析に超音波は強力な武器となる．

救急超音波診を実施するうえで重要なことは，**鑑別すべき病態を明確に意識し，そのために必要な所見に焦点を絞って系統的にチェックすることである**．超音波が得意とする解剖学的な評価を目標としているわけではない．

①呼吸不全に対する救急超音波診（図6）

肺エコーと心エコーを実施することで，呼吸不全の病態と原因疾患の一部を推定することが可能となる．呼吸不全の病態としては，肺容積の減少（気胸や胸水など），肺実質や間質の障害（肺炎，肺水腫など），肺血管の問題（肺塞栓やシャント形成など）が考えられる．

肺容積の減少は肺エコーによって評価が可能であり，気胸，胸腔内液体貯留ともに超音波の所見のみで高い診断精度が得られている．肺エコー所見の1つ，Bラインは肺血管外水分量の増加を示唆する[2]（1章4，図3参照）．肺エコーでのBラインの分布や心エコーの所見を組合わせることで，心原性肺水腫の存在を推測することが可能である．超音波のみでは診断が不確実であれば，胸部X線やCTなどの画像所見，BNPなどの測定によりさらに鑑別を進めることができる．また，肺血管の状況を超音波で確認することは困難であり，肺塞栓症に関連する間接的所見である右室拡張や深部静脈血栓の存在から類推することとなる．

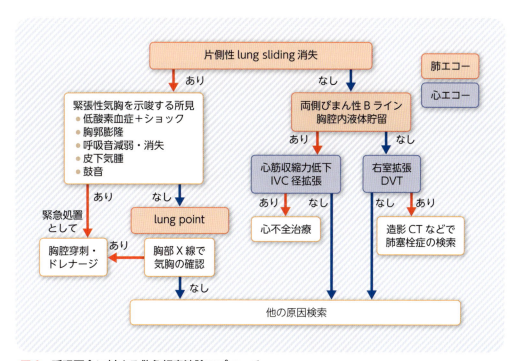

図6　呼吸不全に対する救急超音波診アプローチ
lung sliding：呼吸運動によって臓側胸膜が水平に揺れて見えるサイン．
lung point：気胸が存在するときに，気胸の部分と，壁側胸膜が臓側胸膜に接して気胸になっていない部分の境界点．
Bライン：胸膜を起点に真っ直ぐに画像の下端まで伸びる高輝度の多重エコー像．
DVT：大腿静脈や膝窩静脈における深部静脈血栓症．
IVC：下大静脈．

②ショックに対する救急超音波診(図7)

　　ショックの蘇生で重要な点は，その病態を正確に把握して，病態に即した蘇生手段をとることである．心原性ショックと循環血液量減少性ショックでは蘇生方法は全く異なったものになる．身体所見やバイタルサインからショックであることを認識したら，直ちに超音波を使用することで，超音波を使用しない診察よりも迅速に病態把握が可能である[3]．病態を把握するためにポイントを絞った，系統立ったアプローチ方法をとることが必要である．本稿ではRUSH (rapid ultrasound for shock and hypotension) examを取り上げる[4]．**RUSH examから得られたPump，Tank，Pipesの各所見を組合わせることで，ショックの4病態（循環血液量減少性，心原性，閉塞性，血液分布異常性）が鑑別可能**となる．さらにその所見からショックの病態を引き起こした原因疾患の一部が推定可能である（図8～11）．

③超音波の限界点を見極める判断と次へのステップ

　　Primary Assessment & Resuscitationにおける超音波診単独で，すべての病態が解明できるわけではない．**複数の身体所見や病歴を組合わせることでより正確な病態解析につながる**．

　　以下に2つの例を示す．Mebazaaらによるクリニカルシナリオ1[5]に該当する急性心不全では心拍出量は保持されていることが多く，肺エコーによるBラインの存在はあるものの，心エコーによる心収縮力低下やIVC径拡張は認めない場合がある．このようなタイプの心不全には発症経過の病歴（急性発症）や身体所見（体液量正常または減少，交感神経の緊張所見など）と超音波診の所見を合わせて診断を行う必要がある．

　　また循環血液量減少性ショックと血液分布異常性ショックにおけるRUSH examの所見は似

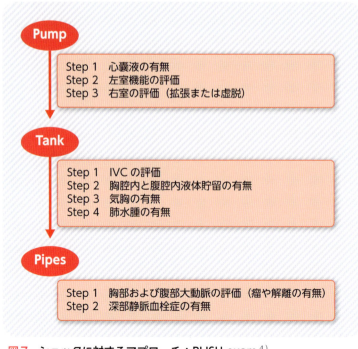

図7　ショックに対するアプローチ：RUSH exam[4]

通っており，その所見のみで両者を鑑別するのは困難なことがある．発症経過の病歴で出血・脱水に関連するエピソードの存在や四肢末梢の冷感などの存在があれば，循環血液量減少性ショックの可能性が高くなり，感染を疑う臓器症状や発熱，四肢末梢に冷感を認めないなどの所見があれば，敗血症による血液分布異常性ショックが疑われる．

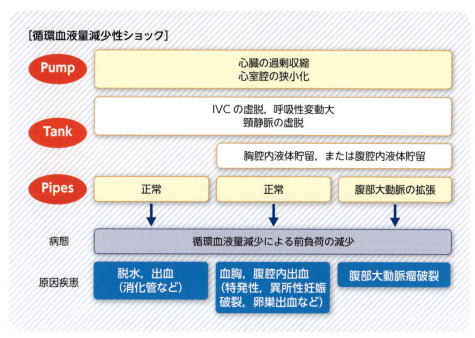

図8　RUSH exam：循環血液量減少性ショックの所見，病態，原因疾患[4]

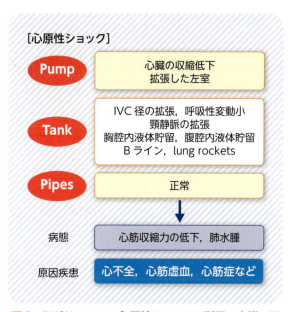

図9　RUSH exam：心原性ショックの所見，病態，原因疾患[4]

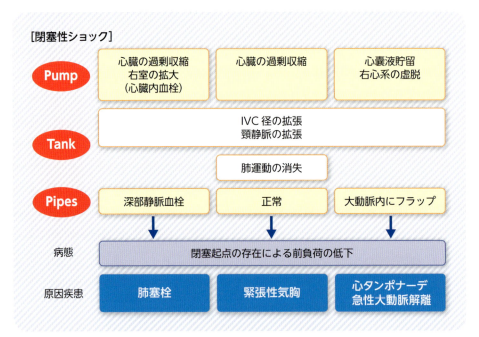

図10 RUSH exam：閉塞性ショックの所見，病態，原因疾患[4]

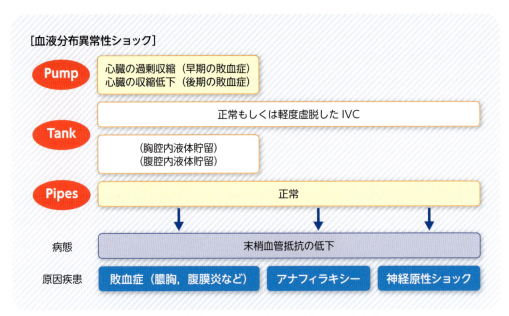

図11 RUSH exam：血液分布異常性ショックの所見，病態，原因疾患[4]

2）救急超音波診を活用した Secondary Assessment & Treatment

　Secondary Assessment & Treatment では緊急度・重症度の高い疾患を迅速に同定あるいは除外するために有効に超音波を活用する．また，疾患の重症度の評価や治療に対する反応性を評価するうえでも超音波の使用は有効である．**超音波が診断に特異な臓器，疾患を念頭において使用する必要がある．**

　ここでは腹痛，胸痛・呼吸困難を例に Secondary Assessment & Treatment における超音波診の活用を述べる．

①腹痛に対する救急超音波診（図12，2章1②参照）

　腹痛の原因疾患を診断していくにあたり，最初に確認すべきは病歴・身体所見の信頼性があるかどうかである．信頼性が高ければ，その病歴・身体所見に基づいた焦点診察を実施する．信頼性が低ければ，想定する疾患の範囲を広げ，体系的診察が必要となる．その際に，**腹痛に関して緊急性の高い疾患などを迅速に診断・除外するために超音波による4A checkを実施することを提唱している**．4A check の 4 つの A とは，**Aorta**（瘤や解離などの大動脈疾患），**Ascites**（腹腔内液体貯留を伴う急性腹症），**AMI**（急性心筋梗塞などの心疾患，acute myocardial infarction），**Air**（超音波で評価困難な状態の存在）である．

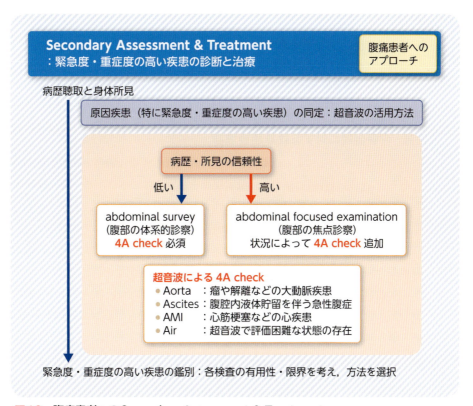

図12　腹痛患者への Secondary Assessment & Treatment

◆ Aorta：瘤や解離などの大動脈疾患

　心窩部から分岐部付近まで腹部大動脈を描出する．**腹部大動脈径が3 cm以上，総腸骨動脈径が1.5 cm以上を有意な拡張と考え**，大動脈瘤があると考える．腹部大動脈は比較的描出が容易であり，大動脈瘤の存在に対する診断精度も高いために，**腹部大動脈に拡張がなければ腹部大動脈瘤の存在は除外することが可能**である．しかし腹部大動脈瘤の存在を認めても，後腹膜腔への出血の有無は超音波のみでは診断が困難である．超音波で腹部大動脈瘤を認めた場合，ショックに至っていなければ，降圧などの血圧管理を実施して造影CTを行う．ショックを呈している場合には腹部大動脈瘤破裂を念頭におき，緊急手術対応を考慮する．

◆ Ascites：腹腔内液体貯留を伴う急性腹症

　FAST（focused assessment with sonography for trauma）の要領で**Morrison窩，脾周囲，膀胱直腸窩を検索し，腹腔内液体貯留を確認する．液体貯留を認めれば，腹膜炎や腹腔内出血などの緊急手術対応が必要な疾患の可能性**を考慮し，さらなる原因疾患検索のために採血，CTなどを考慮する．妊娠可能年齢の女性では妊娠反応検査を実施する．

◆ AMI：急性心筋梗塞などの心疾患

　急性冠症候群の約5％は心窩部痛，腹痛を主訴とする報告[6]もあるので，**腹痛患者の診察では心疾患の鑑別も重要**である．**左室壁運動異常や心嚢液の有無**などをチェックすることで，その存在を疑うことができる．当然，心電図や心筋逸脱酵素などの検査も同時に行う必要がある．

◆ Air：超音波で評価困難な状態の存在

　腸管ガスの貯留や多量の腹腔内free airなどにより，超音波で腹腔内臓器の描出が困難となる場合がある．気体の存在などで超音波検査に支障があった場合には，超音波検査に固執するのではなく，すみやかに他の方法を検討する．

②胸痛・呼吸困難に対する救急超音波診（図13）

　病歴や身体所見に加え，心電図と胸部X線写真の情報は胸痛・呼吸困難の診断において重要である．これらの情報に基づき，鑑別疾患を想定することになる．鑑別診断において超音波が有用な疾患として，急性冠症候群，急性大動脈解離，肺塞栓症，心不全があげられる．急性冠症候群や心不全では超音波診で有意な所見を認めれば，診断への寄与は大きい．しかし，これらの疾患も超音波単独で診断が可能なわけではない．さらに確定診断のためには推定する疾患に必要な検査を追加する．

　また超音波検査の特性として，くり返し実施可能な点がある．これら疾患に対する**治療の効果判定に際しても超音波は有用**であり，確認された異常所見が治療によって改善を認めるか，くり返し超音波でみていく．

③超音波の限界点を見極める判断と次へのステップ

　超音波における診断に際しては，その精度を考慮する必要がある．感度，特異度，尤度比などの指標を参考にして，その所見のみで同定や除外ができるかを検討しなくてはならない．多くの超音波所見はその疾患の存在を疑うためには有用であるが，それのみでの疾患の同定・除外は困難なことが多く，病歴や身体所見，追加の検査所見との組合わせで診断することが重要

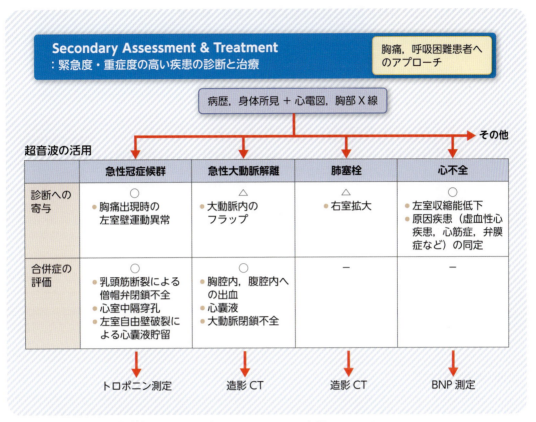

図13 胸痛，呼吸困難患者へのSecondary Assessment & Treatment

である．例えば腹部大動脈瘤では，前述のようにその存在の有無の同定は超音波で十分可能であるが，大動脈解離の有無の判断は超音波のみでは感度（59〜83％），特異度（63〜83％）ともに低く[7]，超音波のみで診断を同定・除外するのは困難である．大動脈解離の可能性が否定できない病歴，身体所見があれば，たとえ超音波検査で異常所見がなくとも，造影CTを実施する必要がある．

また超音波検査はその技量や描出力に影響される．例えば腹腔内液体貯留は，腎嚢胞，充満した胃内容物，腎周囲の脂肪組織などの，腹腔内液体貯留との鑑別が必要な構造物によって診断精度が影響される可能性がある．

救急診療における救急超音波診のエビデンス

超音波による診断がメタアナリシスによって評価された項目を感度，特異度を中心に表にまとめた．これらは超音波診による疾患の同定・除外が可能かの一定の指標になると思われる．しかし，これらのデータを実際の診療に当てはめる際には，検査実施者の特性や超音波の使用方法，対象患者の内容が一致していなければ，表に示す感度，特異度とは一致しない状況になりうることも考慮しなければならない．

表 メタアナリシスによって評価された超音波診断に関する感度，特異度

	対象患者	対象疾患	感度（％） （95％信頼区間）	特異度（％） （95％信頼区間）	コメント
Dedic A, 2013[8]	救急外来における胸痛患者	急性心筋梗塞や急性冠症候群	86 （72～93）	82 （65～91）	
Alrajab S, 2013[9]	外傷やICU患者など	気胸	79 （68～89）	98 （97～99）	
Al Deeb M, 2014[10]	救急外来における急性呼吸困難患者	急性心原性肺水腫	94 （81～98）	92 （84～96）	Bラインの有無による評価
Rubano E, 2013[11]	救急外来で18歳以上の腹部大動脈瘤が疑われる患者	腹部大動脈瘤	99 （96～100）	99 （97～99）	大動脈径が3cm以上を瘤と定義
Pomero F, 2013[12]	救急医によるベッドサイドでの施行症例	深部静脈血栓症	97 （90～99）	97 （95～98）	Bモードでの圧迫試験による評価
Grimberg A, 2010[13]		胸腔内液体貯留	93 （89～96）	96 （95～98）	
Stengel D, 2001[14]	鈍的腹部外傷症例	腹腔内液体貯留	28～92 （median 78）	90～100 （median 98）	

（文献8～14を参考に作成）

文献・参考文献

1) Neri L, et al：Toward an ultrasound curriculum for critical care medicine. Crit Care Med, 35：S290-304, 2007
2) Baldi G, et al：Lung water assessment by lung ultrasonography in intensive care：a pilot study. Intensive Care Med, 39：74-84, 2013
3) Volpicelli G, et al：Point-of-care multiorgan ultrasonography for the evaluation of undifferentiated hypotension in the emergency department. Intensive Care Med, 39：1290-1298, 2013
4) Perera P, et al：The RUSH Exam 2012：Rapid Ultrasound in Shock in the Evaluation of the Critically Ill Patient. Ultrasound Clin, 7：255-278, 2012
5) Mebazaa A, et al：Practical recommendations for prehospital and early in-hospital management of patients presenting with acute heart failure syndromes. Crit Care Med, 36：S129-139, 2008
6) Uretsky BF, et al：Symptomatic myocardial infarction without chest pain：prevalence and clinical course. Am J Cardiol, 40：498-503, 1977
7) 日本循環器学会，他合同研究班：大動脈瘤・大動脈解離診療ガイドライン（2011年改訂版）．http://www.j-circ.or.jp/guideline/
8) Dedic A, et al：Imaging strategies for acute chest pain in the emergency department. AJR Am J Roentgenol, 200：W26-38, 2013
9) Alrajab S, et al：Pleural ultrasonography versus chest radiography for the diagnosis of pneumothorax：review of the literature and meta-analysis. Crit Care, 17：R208, 2013
10) Al Deeb M, et al：Point-of-care ultrasonography for the diagnosis of acute cardiogenic pulmonary edema in patients presenting with acute dyspnea：a systematic review and meta-analysis. Acad Emerg Med, 21：843-852, 2014
11) Rubano E, et al：Systematic review：emergency department bedside ultrasonography for diagnosing suspected abdominal aortic aneurysm. Acad Emerg Med, 20：128-138, 2013
12) Pomero F, et al：Accuracy of emergency physician-performed ultrasonography in the diagnosis of deep-vein thrombosis：a systematic review and meta-analysis. Thromb Haemost, 109：137-145, 2013
13) Grimberg A, et al：Diagnostic accuracy of sonography for pleural effusion：systematic review. Sao Paulo Med J, 128：90-95, 2010
14) Stengel D, et al：Systematic review and meta-analysis of emergency ultrasonography for blunt abdominal trauma. Br J Surg, 88：901-912, 2001

3. 救急超音波診とその4つの軸
～救急医が実施する Point of Care Ultrasound

- 救急超音波診とは，「救急医が実施する Point of Care Ultrasound」であり，検査の域を越え，救急診療において必要な判断を行うための診察方法である
- 救急超音波診では，「時間」を意識することが必須である
- 救急超音波診の4つの軸とは，「Resuscitation & Shock treatment」「Focused examination & Diagnosis」「Procedure guidance」「Therapeutic & Monitoring」である

救急超音波診の目的とは？

1章1で，救急医が超音波を身体に当てて画像を視て行う「診察」を，「救急超音波診」と名付けた．超音波装置を検査ではなく，問診，視診，聴診，打診，触診と並ぶ，診察の一法に位置づけるものである．一般的な身体診察は，ベッドサイドで，医師が五感を使って，主に異常所見を検索することが目的となるが，「救急超音波診」の目的はそれだけではない．

われわれは，「救急超音波診」を行う場面を4つに分けた（図1）．

① Resuscitation & Shock treatment ：『蘇生』
② Focused examination & Diagnosis ：『診断』
③ Procedure guidance ：『処置補助』
④ Therapeutic & Monitoring ：『モニタリング』

この4つの目的については，American College of Emergency Physicians（ACEP，米国救急医学会）が2008年に発表した policy statement[1] を参考に，救急診療に合わせて分類して，救急超音波診の『4つの軸』とした．この4つの軸に対応する超音波手技の一例を提示する．

① Resuscitation & Shock treatment ：RUSH[2]（1章4），FAST[3]，BLUE protocol[4]，FoCUS[5]（2章3②）
② Focused examination & Diagnosis ：胆嚢炎，水腎症，精巣捻転など（3章）
③ Procedure guidance ：超音波ガイド下中心静脈穿刺（4章）
④ Therapeutic & Monitoring ：下大静脈（IVC）径計測，ONSD[6] 計測（3章4①）

RUSH：rapid ultrasound for shock and hypotention　FAST：focused assessment with sonography for trauma
BLUE protocol：bedside lung ultrasound in emergency　FoCUS：focused cardiac ultrasound

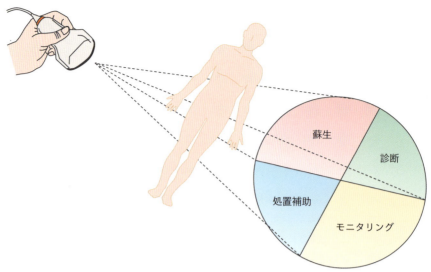

図1 救急超音波診と「4つの軸」

　超音波装置を用いることで，ベッドサイドでの診察が，視覚化されて共有できるようになり，くり返し実施することで経時的変化を追うことができる．
　ただし，**救急診療において一番の鍵は「時間」**であり，**救急超音波診は，定性的な迅速な診察であるべき**である．
　救急診療では，4つの軸を常に意識しながら時間経過に沿って診療を行う．救急超音波診のコンセプトを視覚化した図を示す（図2）．救急医がプローブを介して患者の状態を把握するときに診察医は自分のおかれた場面（立場）を明確にする必要がある．その理由は，特に救急医療では臨床判断を下す際に患者と場面（状況）の関係を合わせて考えることが重要であり，状況によって，治療方針が変わるからである．

case presentation：救急超音波診を用いた救急診療

患者　　：70歳女性，一人暮らし
主訴　　：意識障害
現病歴　：家族の話では，数日前から具合が悪かった．前日夜から発熱があったようで，心配した娘が訪問すると，ベッドの上で倒れており，呼びかけに反応が鈍いため，救急要請した．
既往歴　：糖尿病，脂質異常症
来院時バイタル：意識レベル JCS Ⅲ-100，血圧 80/60 mmHg，呼吸数 28回/分，心拍数 120回/分，SpO_2 96％（室内気），体温 38.9℃（腋窩温）

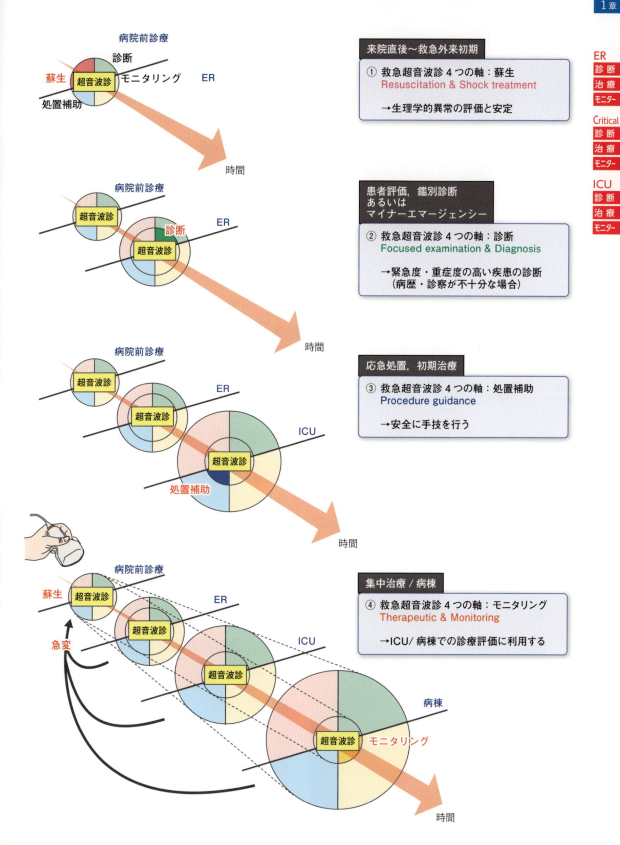

図2 救急超音波診の4つの軸と活用する場面

まず本症例は，病態別緊急度・重症度の3類型ではType Cに分類される（3類型については1章1参照）．意識障害を伴い，病歴・身体所見の信頼性が低いため，体系的診療（survey）を基本としたアプローチが必要である．

1）生理学的異常を安定させる

第1段階《Primary Assessment & Resuscitation》

- A（気道）：口腔内分泌物少なく，気道狭窄音なし
- B（呼吸）：呼吸音左右差・肺雑音なし，しかし頻呼吸あり
- C（循環）：末梢拡張，橈骨動脈触知不良，頻脈，血圧低下
- D（意識）：瞳孔右3mm迅速/左3mm迅速，意識レベル低下（GCS E1V3M4）
- E（体温）：高体温

まとめとして，BCDEに異常あり，そしてCの異常が最も緊急性が高い．

【救急超音診4つの軸①】Resuscitation & Shock treatment：蘇生
〜Cの異常 ショックの原因は何か救急超音波診で探る

ショックをみたらすぐに初療室で，RUSH（rapid ultrasound for shock and hypotension）exam[2]にてショックのタイプ鑑別を実施する（1章2，1章4参照）．

RUSH examにて，心臓の過剰収縮（図3），下大静脈（IVC）の虚脱を認めた（図4）．腹腔内胸腔内に液体貯留はなく，腹部大動脈瘤もないことから，血液分布異常性ショックと判断した．細胞外液による急速輸液を行い，血圧110/70 mmHg，心拍数100回/分，呼吸数19回/分，意識レベルJCS Ⅱ-20，GCS E3V4M5にまで改善した．ショックの原因として，高熱もあることから敗血症性ショックを疑った．

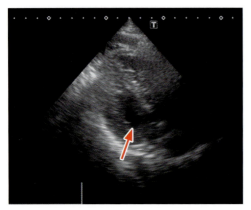

図3　心臓の過剰収縮を認める（→）

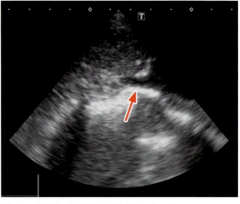

図4　虚脱したIVCを認める（→）

2) 的を絞った診察・診断をする

第2段階《Secondary Assessment & Treatment》

第1段階にて，生理学的異常の安定化が図れたので，的を絞った診察・診断をしていく．

 身体所見を確認すると，右側腹部叩打痛を認めた．しかし本人からはまともに病歴が聴取できない．

【救急超音波診4つの軸②】focused examination & diagnosis：診断
～病歴・診察が不十分な場合に救急超音波診でカバーする

初療室で，生理学的異常が安定した後に，病歴聴取が難しく詳細な診察が困難な場合，体系的診察（腹痛では4A check，1章2参照）を行う．

 まず4A checkを行った．Aorta，Ascites，AMI，Airは認めず，引き続き腹部エコーを行うと，右水腎症を認め（図5，3章6参照），尿閉による尿路感染，敗血症性ショックが強く疑われた．尿閉の原因精査目的（エコーの限界）に，腹部骨盤部CTを行ったところ，上部尿管に直径1cmの尿路結石を認めた（図6）．泌尿器科コンサルトし，右尿管にステントを挿入した．敗血症治療のため，ICU入室となった．

3) 集中治療のためのセットアップを行う

【救急超音波診4つの軸③】Procedure guidance：処置補助
～安全に手技を行うために救急超音波診を利用する

 ICUに入室時，再度血圧が低下した．循環不安定なために気管挿管を行い，そして，Surviving Sepsis Campaign GuidelineにおけるEarly Goal Directed Therapy[7]に基づき治療を行うため，中心静脈ライン，動脈圧ラインを挿入する必要がある．

初療室からICUに移動し，安全に中心静脈，動脈圧ラインを挿入するために，超音波ガイド下中心静脈穿刺，橈骨動脈穿刺（4章6参照）を行う．

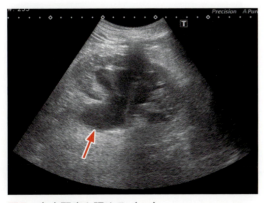

図5　右水腎症を認める（→）

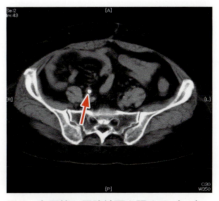

図6　右尿管に尿路結石を認める（→）
腹部CT単純像．

敗血症ショックに対して超音波を用いて中心静脈ライン，動脈圧ラインを安全に挿入することができた．

4) ICUでの集中治療管理を行う

【救急超音波診4つの軸④】Therapeutic & Monitoring：モニタリング
　　～ICUでの集中治療管理に救急超音波診を利用する

ICUでの集中治療管理において，バイタルサイン，中心静脈ライン，動脈圧ラインから得られるパラメーター，そして身体診察以外に，超音波を用いて患者状態をモニタリングすることも有用である．本症例ではIVC径評価，FoCUS[5]（2章3②参照），水腎症評価などを行う．

来院時，心機能は過剰収縮，IVCは虚脱し（図7），右水腎症を認めていたが（図8），尿管ステント留置，急速輸液，抗生物質投与などの治療により，翌日には心機能は正常，IVC径は1.5 cm程度にまで拡張し（図9），カテコラミンも中止して，右水腎症は改善した（図10）．

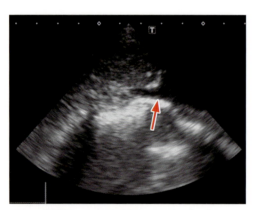

図7　来院時，IVCは虚脱していた（→）
（図4再掲）

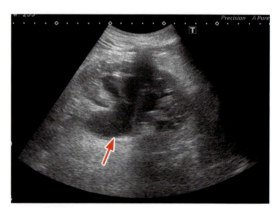

図8　来院時，右水腎症を認めた（→）
（図5再掲）

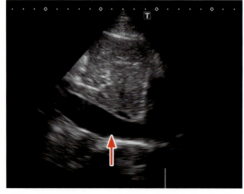

図9　輸液負荷後，IVC虚脱は改善した（→）

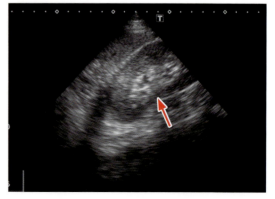

図10　尿管ステント留置後，右水腎症は改善した（→）

5）ICUでの急変に対応する

 4日後，敗血症性ショックに対する治療効果はあったが，リハビリ後からの突然のSpO_2低下（SpO_2 88％），引き続き血圧低下（80/60 mmHg）を認めた．

何が起こったのだろうか．まず，**患者状態が急変し，生理学的な異常を認めた場合は，第1段階に戻ることが鉄則**である．

第1段階《Primary Assessment & Resuscitation》

- A（気道）：気管挿管済み，チューブの位置異常・閉塞はなし
- B（呼吸）：呼吸音左右差・肺雑音なし，頻呼吸，SpO_2低下
- C（循環）：末梢拡張なし，頻脈，血圧低下
- D（意識）：意識レベル GCS E3VTM6
- E（体温）：体温36℃（腋窩温）

まとめとして，BとCに異常あり，Bの異常が最も緊急性が高い（図11）．

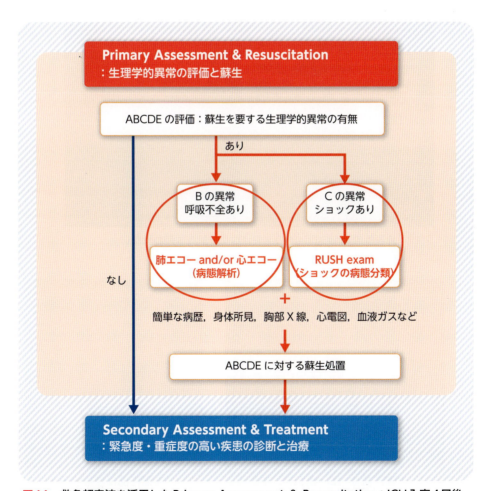

図11 救急超音波を活用したPrimary Assessment & Resuscitation：ICU入室4日後

【救急超音波診4つの軸①】Resuscitation & Shock treatment：蘇生
～BとCの異常：救急超音波診で急変に対応する

ICUにて急変が起きたら，呼吸不全とショックの鑑別のために，肺エコーならびにRUSH examを行う．

肺エコーにて，片側性のlung slidingの消失はなし，びまん性Bラインなし（図12）．RUSH examにて，心臓の過剰収縮，左室圧排像（D-shape）（図13），IVCの拡張を認めた．肺塞栓症が疑われ，左鼠径部にプローブを当てたところ，深部静脈血栓症が疑われた（図14）．その後，確定診断のために造影CTを施行し，肺塞栓症と診断した（図15）．
診断後，IVCフィルターを留置し，血栓溶解療法を行った．その後救急超音波診（「モニタリング」）を用いながら集中治療管理を行い，第7病日に抜管し，第10病日にはICU退室となった．

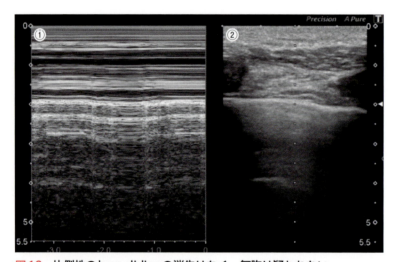

図12 片側性のlung slidingの消失はなく，気胸は疑われない
①Mモード，②Bモード

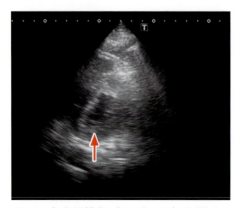

図13 左室圧排像（D-shape）を認める（→）

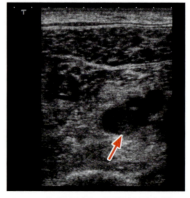

図14 左鼠径部に深部静脈血栓を疑う（→）

以上,「救急超音波診」の活用例を提示した.診療の時間経過とともに,「4つの軸」がめまぐるしく変わることを理解いただけたであろうか.
　図16のように「救急超音波診」は,「いつでも」「どこでも」「どんな場面でも」利用可能であり,救急診療において必要な判断を下すことに役立つものである.

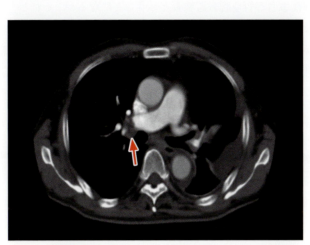

図15 右肺動脈分岐部に造影欠損を認め（→）,肺塞栓症と診断した
腹部造影CT像.

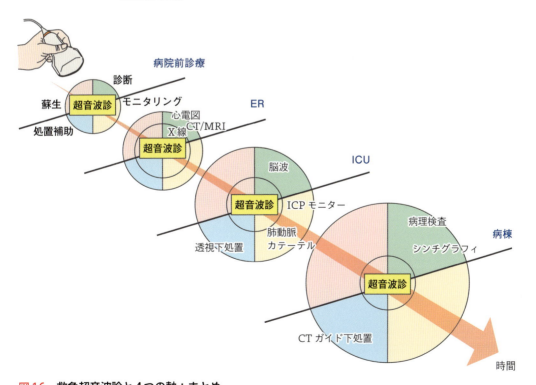

図16 救急超音波診と4つの軸:まとめ

「Point of Care Ultrasound」と「救急超音波診」

　昨今「Point of Care」という言葉をよく耳にする．この言葉は，被検者の傍らで医療従事者が行う事象の総称であり，主に，患者や検体が動くのではなく，医療従事者が自在に動いて迅速に検査を行う Point of Care Testing[8]の意味で使われ，ポータブルX線や血液ガス分析などがこれに当てはまる．

　「Point of Care」＋「Ultrasound」＝「Point of Care Ultrasound（POCUS）」は，被検者の傍らで医療従事者が行う超音波検査ということになるが，それと「救急超音波診」とのかかわりはどうなるのであろうか．

　答えは明瞭で，**「救急超音波診」とは，「救急医」が，「時間」を意識して，「POCUS」を行い，臨床判断を下す診察方法**のことである．そのため，救急医は，POCUSとして必要な超音波手技を習得すべきであり，「救急超音波診」を用いて患者にとって最良の診療を提供できるように努めるべきである．

　さて，「救急超音波診」の意義と使いどころを，本稿で理解していただけたであろうか．以降では，救急診療に用いる超音波手技について詳細に触れていく．

文献・参考文献

1) American College of Emergency Physicians：Emergency ultrasound guidelines. Ann Emerg Med, 53：550-570, 2009
2) Perera P, et al：The RUSH Exam 2012：Rapid Ultrasound in Shock in the Evaluation of the Critically Ill Patient. Ultrasound Clin, 7：255-278, 2012
3) 「Advanced Trauma Life Support for docters」American College of Surgeons, 1997
4) Lichtenstein DA & Mezière GA：Relevance of lung ultrasound in the diagnosis of acute respiratory failure：the BLUE protocol. Chest, 134：117-125, 2008
5) Spencer KT, et al：Focused cardiac ultrasound：recommendations from the American Society of Echocardiography. J Am Soc Echocardiogr, 26：567-581, 2013
6) Galetta S, et al：Echographic correlation of optic nerve sheath size and cerebrospinal fluid pressure. J Clin Neuroophthalmol, 9：79-82, 1989
7) Dellinger RP, et al：Surviving sepsis campaign：international guidelines for management of severe sepsis and septic shock：2012. Crit Care Med, 41：580-637, 2013
8) 日本臨床検査自動化学会：POC技術委員会の活動方針．
http://www.jscla.com/committee03-1

4. ショックにおける救急超音波診

- ショック患者の病態把握のための超音波検査の手順
- ショックの病態を考慮し，すべての所見を描出することにこだわらない

ショック患者への救急超音波の活用

　近年，ショック患者に対しての超音波検査の活用法としてRUSH（rapid ultrasound for shock and hypotension）exam[1〜3]やFALLS（fluid administration limited by lung sonography）protocol[4]といった方法が提案されており，有用性が評価されている[5]．RUSH examは大きくPump，Tank，Pipesの3つに分けて評価することにより病態を把握する方法であり，FALLS protocolは肺および簡単な心臓評価を用いて病態を把握する方法である．いずれの方法も得られた情報からショックの病態生理による4つの分類に結び付け，その後の治療につなげていくことを目的としている．

救急超音波診におけるRUSHの位置づけ

　本書では1章2，1章3でもあったようにPrimary Assessment & ResuscitationにおいてCの異常が認められた場合に，身体診察に加えRUSH examを一部改変した超音波検査を行うことにより，短時間でショックをきたす病態を把握して蘇生処置を開始することを推奨する（図1）．

RUSH examの手技のポイント

　RUSH examでは原因が特定されていないショック患者（Primary AssessmentでCの異常がある患者）に対して，まず大きくPump，Tank，Pipesの3つに分けて評価する．

1) Pump

- Pumpでは心機能と心嚢液を評価する
- 傍胸骨長軸像と短軸像および心尖部四腔像を描出する

①まず心嚢内に液体貯留がないかを評価する（※1）

　もし液体貯留がある場合はタンポナーデかどうかを判断するために拡張期の右室の充満が十

分か確認する．また，後述する下大静脈径（inferior vena cava：IVC）［Tank］や大動脈起始部の径［Pipes］を確認する（図2）．

②次に左室機能の全体的な収縮能を4段階で評価する

左室の収縮能は大きく4段階（正常，軽度低下，重度低下，過収縮）に評価する（※2）．

③Pumpの評価の最後に右室腔の大きさを評価する

左室径：右室径＝1：0.6が正常であるが，右室が左室より拡大していたら肺塞栓のような右室圧が上昇する病態を考える．心室中隔の左室圧排像も右室圧上昇を示すサインである．

【※1】傍胸骨左室長軸像では液体貯留が胸腔か心嚢内か見誤ることがあるので，液体貯留の所見が下行大動脈の位置より遠い場合は胸腔の可能性が高いことを参考に慎重に判断する

【※2】RUSHの原法ではMモードを用いたFS（fractional shortening）や僧帽弁前尖の動きを計測することで定量評価することを提案しているが，測定方法の認知度が低いので本書では必須としない

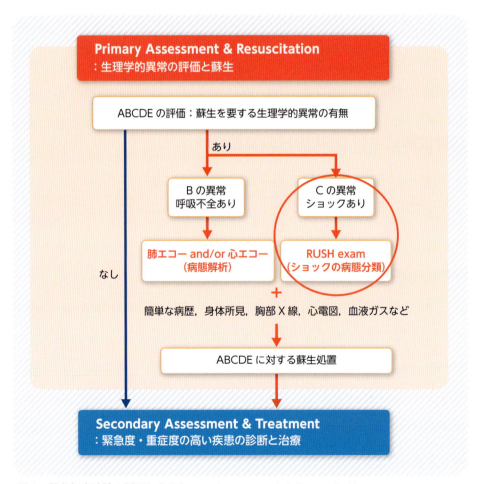

図1 救急超音波診を活用したPrimary Assessment & Resuscitation

2) Tank

- Tank では IVC 径と胸腔，腹腔の液体貯留，肺水腫，緊張性気胸を評価する
- 心窩部から IVC・Morrison 窩・脾腎窩，膀胱周囲から腹腔，両側胸部より両胸腔，前胸部より肺を描出する

①まず下大静脈を評価する

　下大静脈は肝静脈との合流部の直前で計測し，呼吸による胸腔内圧の変化に伴う最大径と径の変化率を評価する．1つの目安として最大径 21 mm 未満，変化率 50％以上の場合は循環血液量減少（中心静脈圧，central venous pressure：CVP 0～5 mmHg 相当），最大径 21 mm 以上，変化率 50％未満の場合は循環血液量が増加（CVP 10～20 mmHg 相当）していることがあげられる[6]．しかし，人工呼吸器使用中では胸腔内圧の変化が自発呼吸とは異なることや CVP そのものが近年では循環血液量の評価に適していないという意見もあるため，本書では上記基準を参考に測定時の患者状態を加味して個別に判断することが重要であると考える．また，輸液前後の変化を確認することも重要である．
　重要なことは得られた情報から輸液負荷，通常輸液，輸液制限の判断をすることである．

②次に胸腔，腹腔を評価する

　外傷初期診療の FAST に準じて Morrison 窩，右胸腔，脾腎窩，左胸腔，膀胱周囲を評価する．液体貯留が確認されれば，溢水や心臓，肝臓，腎臓に疾患が（場合によっては異所性妊娠といった疾患も）ある可能性を考慮する．

③Tank の最後に肺を評価する

　前胸部の第2～5肋間から肺を評価する．3本以上の B ライン（※3）からなる lung rockets が確認されれば肺水腫を疑う[7]（図3）．また気胸の評価として胸膜の移動（lung sliding）と胸膜上から高輝度のアーチファクト（comet tail）を確認する．comet tail を伴う lung sliding

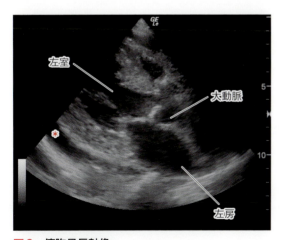

図2　傍胸骨長軸像
＊心嚢内の液体貯留（エコーフリースペース）．

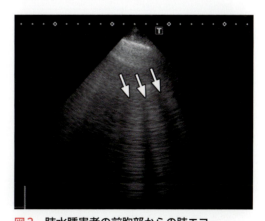

図3　肺水腫患者の前胸部からの肺エコー
⇨に3本の B ラインを認め，lung rockets と判断する．

が確認されれば気胸は否定される（1章3，図12／2章1①，図2参照）．Mモードを使用すると正常では砂浜のような像が描出される（seashore sign）が，気胸の場合にはバーコードのように描出される（barcode sign）（図4）．

【※3】Bラインは胸膜上から始まり呼吸性に移動する．描出範囲で消失せず高輝度でレーザー様に見える．正常の場合，胸膜に平行して見えるAラインを隠す

3) Pipes

- Pipesでは大動脈と，Pumpで右室負荷所見があった場合には深部静脈血栓を評価する
- 傍胸骨，胸骨切痕より胸部大動脈，腹部正中から腹部大動脈を評価し，鼠径部と膝窩部より静脈を評価する

①まず大動脈の評価を行う

❶胸部においては傍胸骨長軸像を用いて大動脈起始部を描出し，大動脈径の拡大（正常では3.8 cm以下）とフラップの存在を確認する．❷大動脈弁逆流や心嚢液の貯留を確認する．胸骨切痕から大動脈弓を描出することができればStanford B型解離の起始部を描出することができる．❸腹部では大動脈径が3 cm以上で大動脈瘤と診断する（図5）．破裂していた場合も，後腹膜に出血がある場合には，ショックの原因が腹部大動脈瘤破裂と判断して蘇生処置を行う．

②右室負荷所見がみられたときは深部静脈血栓症（DVT）の検索を行う

DVTの検索は詳細に行う方法もあるが，ショック時には大腿静脈と膝窩静脈をプローブにて圧迫し，完全に虚脱すれば正常と判断し（図6），完全虚脱しない場合や血栓が認められる場合には深部静脈血栓の存在を疑う．

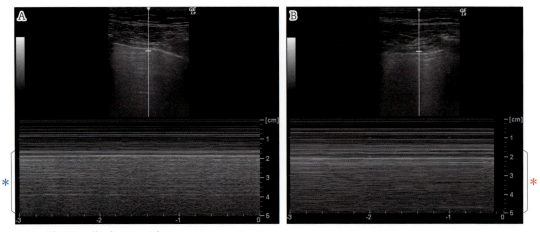

図4　肺エコー像（Mモード）
A：正常像（＊砂浜のように見える），B：気胸像（＊砂浜らしさは消える）．

まとめ

以下にRUSH examの手順を図示する（図7）。一連の評価を2分以内に行うことを目標とし，時間を要する場合には描出に固執することなく得られた情報で評価する．**評価できない部分は他の検査や診察所見と合わせて総合的に判断し，蘇生処置を遅らせないことが重要である**．RUSH examの所見と4つのショック病態との関係を示す（表1）．ときにショックの原因が2つ以上の病態の複合であることも忘れてはならない．

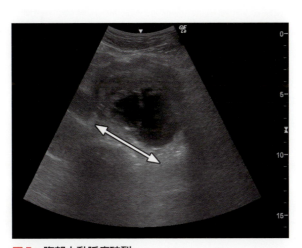

図5　腹部大動脈瘤破裂
約4 cmの内腔（◁▷）と壁在血栓がみられる．

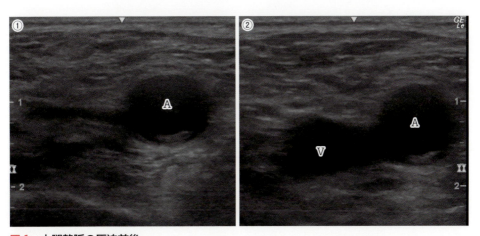

図6　大腿静脈の圧迫前後
①では圧迫により静脈が虚脱，②では圧迫解除で静脈が確認できる．V：静脈　A：動脈．

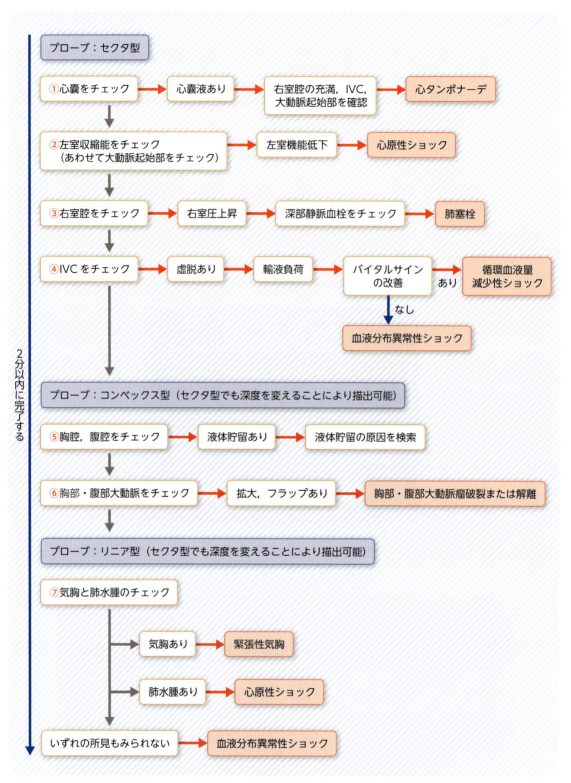

図7 救急超音波診におけるショック患者のチェック手順
　　　は考慮すべきショックの病態．プローブの選択を考慮し，Pump, Tank, Pipes の順を一部入れ替えている．

表1 RUSH examの所見とショックの病態のまとめ

	Pump	Tank	Pipes	
循環血液量減少性ショック	左室腔の狭小	IVC径低下（液体貯留）		出血性ショック
		IVC径低下		脱水，熱傷
		（液体貯留）	大動脈瘤	大動脈瘤破裂
心原性ショック	左室壁運動低下	lung rockets		
血液分布異常性ショック	左室過剰収縮	IVC径低下		
閉塞性ショック	心囊液		（大動脈解離）	心タンポナーデ
		lung sliding（−）		緊張性気胸
	右室拡大	IVC径低下	深部静脈血栓	肺塞栓

文献・参考文献

1) Weingart SD, et al：Rapid ultrasound for shock and hypotension (RUSH-HIMAPP), 2009. http://emedhome.com/

2) Perera P, et al：The RUSH exam：Rapid Ultrasound in SHock in the evaluation of the critically ill. Emerg Med Clin North Am, 28：29-56, 2010

3) Seif D, et al：Bedside ultrasound in resuscitation and the rapid ultrasound in shock protocol. Crit Care Res Pract, 503254, 2012

4) Lichtenstein D：FALLS-protocol: lung ultrasound in hemodynamic assessment of shock. Heart Lung Vessel, 5：142-147, 2013

5) Ghane MR, et al：Accuracy of Rapid Ultrasound in Shock (RUSH) Exam for diagnosis of shock in critically ill Patients. Trauma Mon, 20：e20095, 2015

6) Rudski LG, et al：Guidelines for the echocardiographic assessment of the right heart in adults：a report from the American Society of Echocardiography Endorsed by the European Association of Echocardiography, a registered branch of the European Society of Cardiology, and the Canadian Society of Echocardiography. J Am Soci Echocardiogr, 23：685-713, 2010

7) Lichtenstein D & Mezière G：Relevance of lung ultrasound in the diagnosis of acute respiratory failure：the BLUE protocol. Chest, 134：117-125, 2008

2章
診療場面に応じた救急超音波診を実施する

救急超音波診　押さえておきたい図

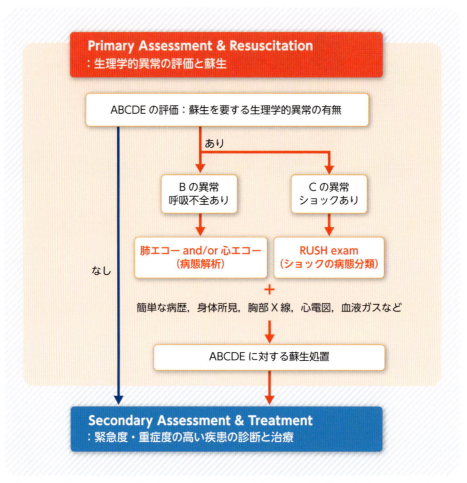

● 救急診療アルゴリズムの大枠と救急超音波診の役割（1章2：図4再掲）

● 救急超音波診を活用したPrimary Assessment & Resuscitation（1章2：図5再掲）

1. 救急外来（ER）

①胸痛

- 胸痛患者ではPrimary Assessment & Resuscitationの段階で，呼吸不全の合併を認識する
- 呼吸不全の病態を解析するために，超音波診を用いた呼吸不全に対するアプローチを活用する
- Secondary Assessment & Treatmentにおいて，推定された病態を確定診断するための方法を検討し，合併症や併存疾患も見逃さずに診断する

患者：65歳女性

主訴：胸痛，呼吸困難

既往歴・内服薬：なし（通院歴なし）

現病歴：20日前に腰部を打撲し，その後疼痛のために歩行困難となる．本日，突然の胸痛・呼吸困難を自覚して救急要請

📶 Primary Assessment & Resuscitation

- A（気道）：開通
- B（呼吸）：呼吸数28回/分，浅い呼吸運動，呼吸音に異常なし，触診・打診でも異常なし，SpO_2 92%
- C（循環）：末梢冷感なし，橈骨動脈触知あり，血圧140/74 mmHg，心拍数92回/分
- D（意識）：JCS 1，GCS E4V5M6，瞳孔不同なし
- E（体温）：36.2℃（腋窩温）
- 追加身体所見：頸静脈怒張なし，気管偏位なし，両側下腿に浮腫あり

Bの異常（頻呼吸，低酸素血症）に対して，酸素投与を開始した．呼吸不全に対する救急超音波診アプローチのアルゴリズム（**1章2参照**）に基づき評価を実施した（**図1**）．肺エコーでは両側肺野でlung slidingを確認できた．さらにBラインは両側肺野ともに認めず，胸腔内液体貯留も認めなかった（**図2**）．次に心エコーで，右室拡張所見はなかった（**図3**）．右大腿静脈エコーではプローブによる圧迫に対して静脈が虚脱しなかったことから，深部静脈血栓症の存在が疑われた（**図4**）．その後に撮影した胸部ポータブルX線では，異常所見を認めなかった．心電図では右脚ブロックを認めた．

病歴，身体所見，胸部X線，心電図に加え，呼吸不全に対する救急超音波診アプローチを駆使することによって，①肺実質，間質や胸膜病変は認めないこと，②右大腿静脈の深部静脈血

栓症の存在が明確となり，肺塞栓症による頻呼吸，低酸素血症と推測された．
ショックには至らず，酸素投与でSpO₂は98％を維持可能であった．

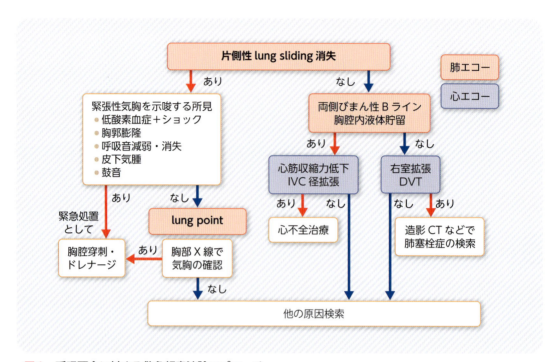

図1 呼吸不全に対する救急超音波診アプローチ
lung sliding：呼吸運動によって臓側胸膜が水平に揺れて見えるサイン．
lung point：気胸が存在するときに，気胸の部分と，壁側胸膜が臓側胸膜に接して気胸になっていない部分の境界点．
Bライン：胸膜を起点に真っ直ぐに画像の下端まで伸びる高輝度の多重エコー像．
DVT：大腿静脈や膝窩静脈における深部静脈血栓症．
IVC：下大静脈．

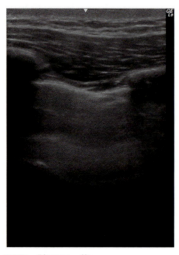

図2 肺エコー像
正常肺野像である（lung slidingが確認できる，Bラインは認めない，胸腔内液体貯留を疑うエコーフリースペースもない）．

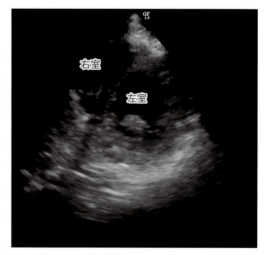

図3 心エコー像（傍胸骨左縁短軸像）
右室拡張所見なし．

Secondary Assessment & Treatment

　肺塞栓症を疑い，胸部造影CTを実施した結果，右肺動脈に血栓を認めた（図5）．さらに1週間前の腰部打撲のエピソードがあったことから，外傷の評価を行ったところ，恥骨結合付近に圧痛があり，骨盤X線で左恥坐骨骨折を認めた．CTでの恥坐骨骨折部の評価では骨折部周囲の血腫を少量認める程度であった．
　受傷から2週間以上経過しており，骨盤内血腫も少量であることから抗凝固療法可能と判断し，ヘパリン投与を開始した．

エコーのポイント

- ICUでのARDS患者を対象とした検討によると，身体所見や胸部X線だけでは，呼吸不全の病態診断の精度には限界があり，超音波が最も診断精度が高く，また検者間のバラつきが少ないことが示されている[1]
- 呼吸不全の評価において胸部X線は必須である．しかしポータブル撮影の待機時間に比べて，超音波診はベッドサイドで迅速，短時間に実施できる利点がある

エコーの限界

- 肺塞栓での超音波の役割は，右心負荷や下肢の血栓の同定といった間接的所見を得ることである
- 血行動態が安定している肺塞栓症では，心エコー所見は感度，特異度ともに低い（正常血圧の症例では右室異常所見の出現頻度は30〜40％程度）[2] →心エコーの所見が正常だからといって，肺塞栓を除外することは困難である
- 超音波所見で深部静脈血栓症を認めない場合でも，肺塞栓症の可能性が高い場合には，肺塞栓症は除外できない[3]（図6）

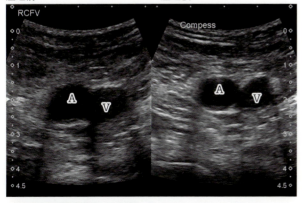

図4　右大腿静脈エコー像
A：右大腿動脈，V：右大腿静脈．
プローブで圧迫しても右大腿静脈は虚脱しない．

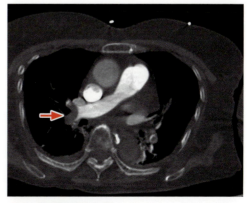

図5　胸部造影CT像
右肺動脈内に造影欠損を認め（→），肺塞栓症と診断．

▶ 肺塞栓症の可能性を Wells スコア（表1）[4]，Pulmonary Embolism Rule-out Criteria（PERC rule）（表2）[5] などの Clinical Prediction Rule で評価する

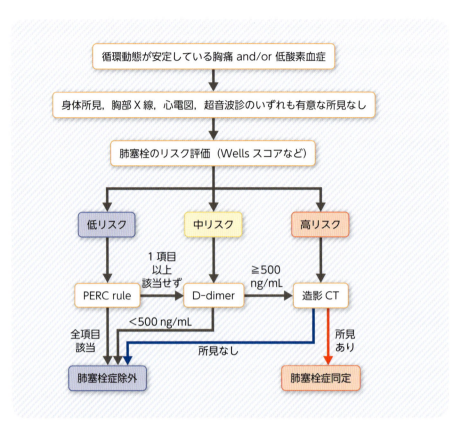

図6 循環動態が安定している症例での肺塞栓症の診断

表1 Wells スコア

DVTの症状/所見（下肢の浮腫・深部静脈の圧痛）	3.0
PEが最も考えられる	3.0
頻脈　心拍数＞100回/分	1.5
4週間以内の固定 or 手術	1.5
PE・DVTの既往	1.5
喀血	1.0
活動性の悪性腫瘍	1.0

低危険群　　≦2点　　検査前確率 3.6％
中等度危険群　3〜6点　検査前確率 20.5％
高危険群　　＞6点　　検査前確率 66.7％

PE：pulmonary embolism（肺塞栓症）．
（文献4より引用）

表2 PERC rule

＜50歳
最初の心拍数＜100回/分
最初のSpO$_2$≧95％
非対称性の下肢の浮腫なし
喀血なし
6カ月以内の手術歴なし
PE・DVTの既往なし
経口避妊薬の使用なし

Wellsスコアで低危険群
＋上記8項目すべて該当
➡ D-dimerを使用せずにPE除外可能
（45日以内のVTE発症1％未満）

除外項目：癌，凝固異常，妊婦，6カ月未満の褥婦など

VTE：venous thrombo embolism（静脈血栓塞栓症）．
（文献5より引用）

文献・参考文献

1) Lichtenstein D, et al：Comparative diagnostic performances of auscultation, chest radiography, and lung ultrasonography in acute respiratory distress syndrome. Anesthesiology, 100：9-15, 2004
2) Gibson NS, et al：Prognostic value of echocardiography and spiral computed tomography in patients with pulmonary embolism. Curr Opin Pulm Med, 11：380-384, 2005
3) Stein PD, et al：PIOPED II investigators. Diagnostic pathways in acute pulmonary embolism：recommendations of the PIOPED II investigators. Am J Med, 119：1048-1055, 2006
4) Wells PS, et al：Derivation of a simple clinical model to categorize patients probability of pulmonary embolism：increasing the models utility with the SimpliRED D-dimer. Thromb Haemost, 83：416-420, 2000
5) Kline JA, et al：Clinical criteria to prevent unnecessary diagnostic testing in emergency department patients with suspected pulmonary embolism. J Thromb Haemost, 2：1247-1255, 2004

2章　診療場面に応じた救急超音波診を実施する

1. 救急外来（ER）

②腹痛

- 腹痛患者のPrimary Assessment & Resuscitationの段階ではCの異常（ショック）を見逃さない
- 病歴や身体所見の信頼性の低い患者では，4A checkを用いたabdominal surveyを実施する．緊急度・重症度の高い疾患を鑑別し，迅速に次のステップにつなげる

患者：78歳女性　　主訴：腹痛
既往歴：糖尿病，高血圧，Alzheimer型認知症
現病歴：これまでも時折，心窩部痛を自覚することがあるものの特に病院受診はなし．昨夜から心窩部痛が持続し，本日は39℃の発熱で朦朧としているため，心配になり救急外来を受診した

📶 Primary Assessment & Resuscitation

- A（気道）：開通
- B（呼吸）：呼吸数22回/分，浅い呼吸運動，呼吸音に異常なし，触診・打診でも異常なし，SpO₂ 100%
- C（循環）：末梢冷感なし，橈骨動脈触知あり，血圧150/68 mmHg，心拍数84回/分
- D（意識）：JCS 2，GCS E4V4M6，瞳孔不同なし
- E（体温）：38.2℃（腋窩温）

軽度の意識障害を認める．蘇生が必要となる異常所見はない．

📶 Secondary Assessment & Treatment

　身体診察では上腹部を中心に圧痛を認める．肥満で腹部局所所見が得られにくい．
　本症例は意思疎通が難しく，経過も自分で言えない高齢者である．発熱によるせん妄もあり病歴・身体所見の信頼性が低い症例と判断する．よって超音波診を使用しての腹痛患者へのアプローチ（1章2参照）に従い，abdominal surveyを実施する必要がある．その際には4A checkの考えも役に立つ（図1）．本症例の4A checkの結果は図2～4の通りである．
　陽性所見として腹腔内液体貯留を認めた（図3）．発熱を伴う腹痛症例であり，腹膜炎の存在を疑い，さらなる原因検索として腹部CTを施行した．腹腔内のfree airと腹水を認め，消化管穿孔による汎発性腹膜炎の診断で緊急手術となった．

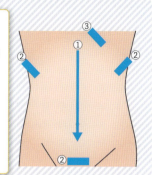

4A check
① Aorta（瘤や解離などの大動脈疾患）
　腹部大動脈を心窩部から分岐部付近まで描出　→大動脈の拡張やフラップの有無
② Ascites（腹腔内液体貯留を伴う急性腹症）
　FAST の要領※で腹腔内を描出　→腹腔内液体貯留の有無
　※（心嚢，Morrison 窩，脾周囲，膀胱周囲）
③ AMI（心筋梗塞などの心疾患）
　心エコー　→壁運動異常や心嚢液の有無
④ Air（エコーで評価困難な状態の存在）
　上記所見が描出できない　→腹腔内・腸管内の気体の有無

4A check で異常を認めた結果をもとにさらに原因検索を進めていく

図1　4A check

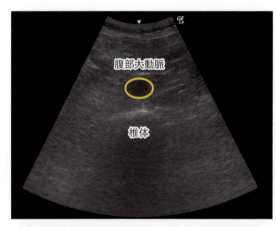

図2　4A check：Aorta
腹部大動脈エコー像．径2cm以下であり，拡張なし．また大動脈内にフラップを疑う所見もない．

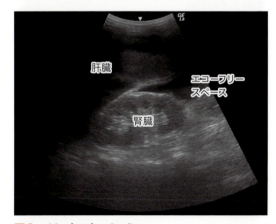

図3　4A check：Ascites
腹部エコー像．Morrison窩にエコーフリースペース（腹腔内液体貯留）を認める．

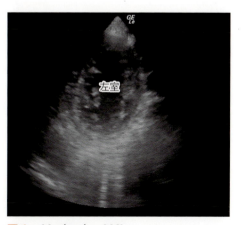

図4　4A check：AMI
心エコー像（傍胸骨左縁短軸像）．心嚢液貯留なく，左室壁運動異常もない．

🔊 エコーの point

- 腹痛症例では，生理学的異常として問題となるのはCの異常（ショック）である．腹痛患者へのPrimary Assessment & ResuscitationおよびSecondary Assessment & Treatmentをまとめ超音波診の戦略を整理すると図5のようになる
- 病歴や身体所見の信頼性が低い症例においては，abdominal surveyを実施することで，疾患の見逃しを防ぐことができる（図6）

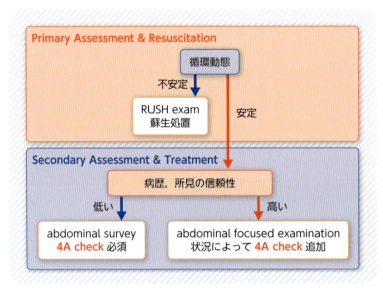

図5　腹痛に対する超音波診の戦略

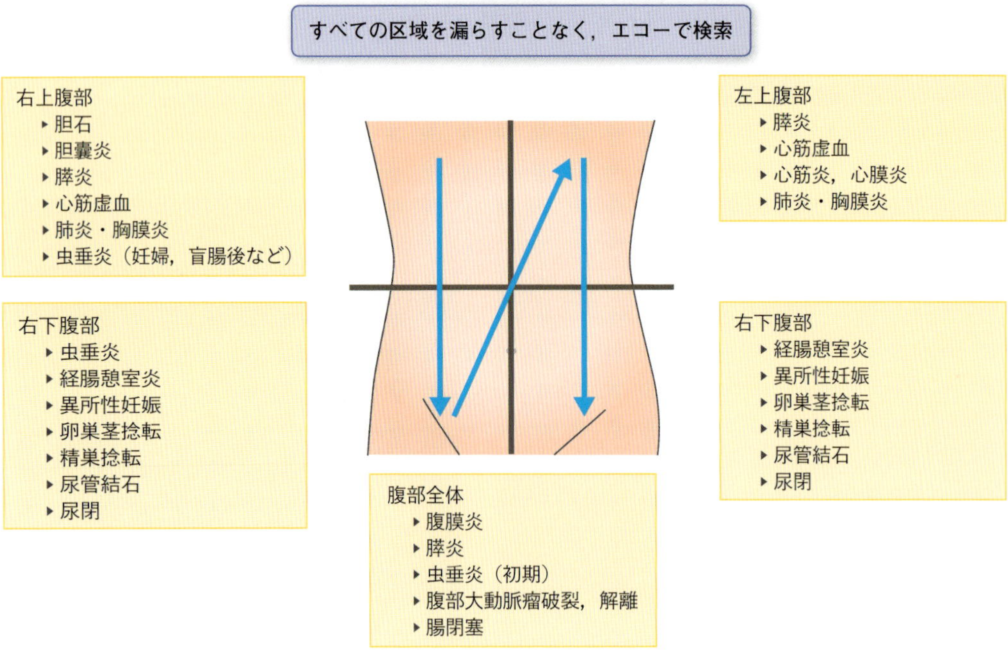

右上腹部
- 胆石
- 胆嚢炎
- 膵炎
- 心筋虚血
- 肺炎・胸膜炎
- 虫垂炎（妊婦，盲腸後など）

左上腹部
- 膵炎
- 心筋虚血
- 心筋炎，心膜炎
- 肺炎・胸膜炎

右下腹部
- 虫垂炎
- 経腸憩室炎
- 異所性妊娠
- 卵巣茎捻転
- 精巣捻転
- 尿管結石
- 尿閉

左下腹部
- 経腸憩室炎
- 異所性妊娠
- 卵巣茎捻転
- 精巣捻転
- 尿管結石
- 尿閉

腹部全体
- 腹膜炎
- 膵炎
- 虫垂炎（初期）
- 腹部大動脈瘤破裂，解離
- 腸閉塞

すべての区域を漏らすことなく，エコーで検索

図6　abdominal survey　上記疾患は超音波で診断可能だが，その診断精度はさまざまである．

- 4A checkを実施（図1）することで，緊急性の高い疾患を同定，除外することが可能となり，すみやかに次のステップに進めることが可能となる（図7）

エコーの限界

- 腹部の超音波検査では空気によって標的となる臓器の描出が困難な状況が存在する
- 超音波診が診断上，得意な疾患と苦手な疾患があることを認識することで，追加の検査の必要性を検討することができる（表）[1]
- 緊急性の高い腹痛疾患を診断する際には，超音波よりもCTの方が感度が高いことが多い．しかし超音波のみで診断がつく疾患もあり，CTによる被曝の問題も考慮すると，すぐにCTを実施するのでなく，超音波で診断が確定できない場合にCTを実施することが推奨される[2]

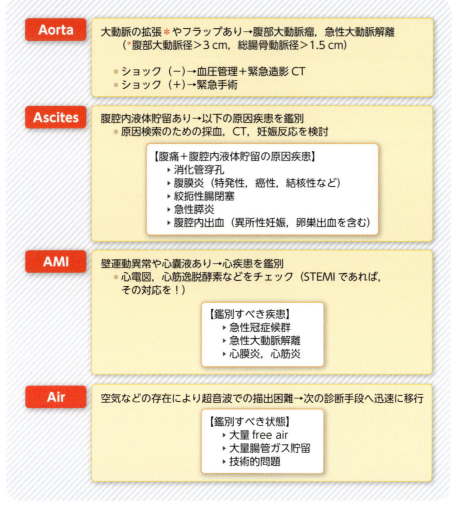

図7　4A checkで異常があるときの次の一手
STEMI：ST上昇型心筋梗塞．

表 発症から5日以内の腹痛患者を対象とした超音波検査，CTの診断精度

	超音波検査		CT	
	感度	特異度	感度	特異度
虫垂炎	76 (71〜81)	95 (94〜97)	94 (92〜97)	95 (94〜97)
憩室炎	61 (52〜70)	99 (99〜100)	81 (74〜88)	99 (98〜99)
腸閉塞	63 (52〜75)	99 (99〜100)	69 (58〜80)	99 (99〜100)
胆囊炎	73 (61〜85)	97 (96〜98)	73 (61〜85)	98 (97〜99)
膵炎	39 (21〜57)	100 (99〜100)	68 (51〜85)	100 (99〜100)
婦人科救急疾患	41 (23〜50)	98 (98〜99)	70 (54〜86)	98 (97〜99)

表内の（　）＝95％信頼区間．
（文献1より作成）

文献・参考文献

1) van Randen A, et al : A comparison of the accuracy of ultrasound and computed tomography in common diagnoses causing acute abdominal pain. Eur Radiol, 21 : 1535-1545, 2011
2) Laméris W, et al : Imaging strategies for detection of urgent conditions in patients with acute abdominal pain : diagnostic accuracy study. BMJ, 38 : b2431, 2009

2. Critical Care（蘇生処置）

①ショック患者の初期対応

- バイタルサインや臨床徴候からショックの徴候を早期に認識する
- ショックを認識したら，RUSH（rapid ultrasound for shock and hypotension）などの超音波を用いたPoint of Care Testingにより，ショックの病態を分類する
- ショックの原因疾患を鑑別し，疾患に対する治療を開始する

シナリオ1　会話中に起きた意識消失

患者：58歳男性，救急外来にて

主訴：意識消失，不穏

現病歴：友人と会話中に意識を失い救急要請された．救急隊現着時には不穏状態で，血圧測定も困難であった．既往歴や常用薬も聴取できなかった

Primary Assessment & Resuscitation

- A（気道）：唸り声を上げている，舌根沈下なし
- B（呼吸）：呼吸数28回/分，胸郭運動の左右差はないが浅呼吸，呼吸音の左右差なし，SpO_2測定できず
- C（循環）：心拍数110回/分，血圧は体動のために測定不能．末梢冷感あり，冷や汗あり，橈骨動脈触知困難
- D（意識）：GCS E4V2M5，粗大な麻痺はみられない，瞳孔不同なし
- E（体温）：35.8℃（腋窩温）
- その他の所見：しきりに胸を押さえて痛がるような動作をする

　さまざまな事情により血圧測定が難しい状況もあるが，不穏や頻脈，頻呼吸を何らかの痛みによる症状として片付けないようにする．手指末梢の冷感や冷や汗，一度意識消失に至ったことに注目すれば，いずれもショックの徴候として捉えることができる．以上より本症例ではCの異常ありと判断した．気道は開通していたので，フェイスマスクで酸素投与を行い，18Gの静脈留置針で末梢静脈路を確保し，急速輸液を開始した．

⇒ショックの鑑別のため，RUSH

ショックの徴候と胸を痛がる仕草から，心血管疾患を念頭においてRUSHを開始した．

① **Pump**：ほぼ全周性に心嚢液の貯留を認めた．左室は収縮・拡張ともに不良であった．右室の拡大なし

② **Tank**：下大静脈（IVC）径は15/8 mm，胸水および腹水を認めなかった．気胸を疑う所見なし

③ **Pipes**：胸部上行大動脈の拡大が疑われた．大動脈弓は描出困難だった．腹部下行大動脈にフラップなし

結果として，心嚢液の貯留（図1 ✽）と大動脈基部の開大（図1 ➡）から**急性大動脈解離・心タンポナーデ**による**閉塞性ショック**と判断した．

Secondary Assessment & Treatment

輸液を継続しながら，心拍数100回/分，血圧90/50 mmHgと完全にショックを離脱したわけではなかったが，応援を集めることで胸部造影CT（図2）を撮影することができた．上行大動脈基部に限局した解離を認めてStanford A型急性大動脈解離と診断し，緊急手術の方針となった．

エコーのpoint

心タンポナーデでは**心嚢穿刺や心膜開窓術の緊急処置**が必要となる．大動脈解離に伴う場合には，大動脈と交通したドレナージチューブから出血が持続する可能性が懸念される[1]．本症例では，心嚢液と大動脈の開大を認めた段階で心臓血管外科をコールしたが，幸いにも急速輸液によりバイタルサインは改善傾向となった．

ただし，外傷などにより急激に心嚢液が貯留した場合，その量がわずか数十mLでも心タン

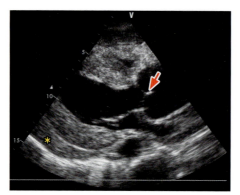

図1　シナリオ1：心エコー像

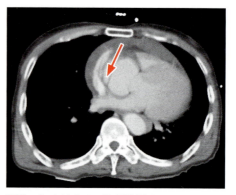

図2　シナリオ1：胸部造影CT
解離腔（➡）．

ポナーデに至るといわれている[2,3].その場合には心嚢穿刺が有用であり,超音波ガイド下に施行する方法も広く知られている.

エコーの限界

- 心嚢液や大動脈のフラップの存在を超音波で確認することはRUSHの手技だけで可能であるが,解離腔の範囲など,手術にあたっての詳細な情報は造影CTの撮影が必要である

シナリオ2 3日前からの食思不振

患者　：78歳男性,外来診察室にて
主訴　：食思不振
既往歴：糖尿病（インスリン導入）
現病歴：3日前からの食思不振と嘔気が続いていた.本日,予約外受診で家族に支えられて歩いて診察室に入室した.家族は「3日前からほとんど食事を摂っていないので,嫌がる本人を無理やり連れてきた」,と言い,これまでの処方薬などを見せようとしている

⇒ショックの認識：何よりもまず患者の様子を見落とさない

まずは患者自身のABCが安定しているかを確認しなければならない.家族に支えられてよろよろと診察室に入ってきた様子で,顔色や反応の有無に注意を向けなくてはならない.

Primary Assessment & Resuscitation

- A（気道）：発声は通常にできており,開通している
- B（呼吸）：呼吸数32回/分,呼吸補助筋を使った努力呼吸だが胸郭の挙上に左右差なし,SpO_2 85％（室内気）
- C（循環）：末梢冷感あり,橈骨動脈の触知微弱,心拍数120回/分,血圧110/50 mmHg
- D（意識）：GCS E4V5M6,麻痺なし
- E（体温）：38.3℃（腋窩温）

血圧の低下はみられないが,頻脈と身体所見からショックを認識した.リザーバーマスクで10 L/分の酸素投与を開始し,急速輸液を開始した.

⇒ショックの鑑別のため,RUSH

① **Pump**：心嚢液は認めなかった.左室は虚脱し,心収縮力の低下は認めず,むしろ過剰収縮であった.右室の拡大なし

② **Tank**：IVC径は10/2 mmと呼吸性変動が大きく,吸気時にはほとんど虚脱していた.胸水および腹水なし.気胸を示唆する所見なし

③ **Pipes**：大動脈の拡大やフラップは認めなかった

- 12誘導心電図：ST-T変化なし，不整脈なし
- 肺エコー：気胸なし（Bラインなし）

Secondary Assessment & Treatment

　胸部ポータブルX線（図3）で下肺野の浸潤影を認めた．心拍数90回/分，血圧110/60 mmHg，呼吸数22回/分と改善した時点で胸部単純X線CT（図4）を施行した．**肺気腫像と両下肺野の浸潤影とショック徴候の合併から，肺炎・COPD急性増悪および敗血症合併と診断した**．

エコーのpoint

　敗血症性ショックの初期対応で，Early Goal Directed Therapy（図5）[4] がガイドライン[5] などでも提唱されてきた．近年は必ずしも同プロトコルを遵守しなくてもよいという文献[6〜8] も散見されるが，**十分な輸液を行い，それでも血圧が保てず，むしろ輸液が過剰になってしまう前に血管作動薬を開始する**という考え方には変わりはない．その過程で，循環動態や肺水腫の程度をくり返しベッドサイドで推測できる超音波検査（それぞれベッドサイドでの心エコー・肺エコーが応用できる）は，重要である．

　本症例では，ICU入室後徐々に酸素化障害と血圧低下が進行し，気管挿管・人工呼吸・昇圧薬投与を開始した．昇圧薬投与のため中心静脈カテーテルを挿入する際も，超音波ガイド下に施行する方法が安全性に優れている（**4章参照**）．

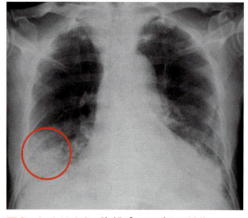

図3　シナリオ2：胸部ポータブルX線像
浸潤影（○）．

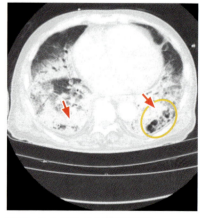

図4　シナリオ2：単純CT像
浸潤影（→），気腫像（◎）．

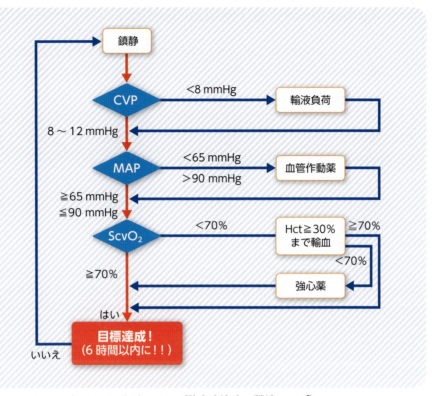

図5 Early Goal Directed Therapy(敗血症治療の戦略マップ)
(文献4より作成)
CVP:中心静脈圧,MAP:平均動脈圧,ScvO₂:中心静脈血酸素飽和度.

エコーの限界

　敗血症(血液分布異常性ショック)では,末梢血管抵抗低下を伴うため,本症例のように心収縮力が低下しない「hyper dinamic state」を呈することがある.心原性ショックとの鑑別は容易であるが,時に敗血症性心筋症やたこつぼ心筋症の合併により心収縮力が低下していることもあり鑑別は難しい.そのため12誘導心電図や血液検査などを行って総合的に判断しなければならない.

シナリオ3 一酸化炭素中毒による意識障害

患者:63歳女性,ICUにて

現病歴:練炭で自殺を図り,一酸化炭素中毒による意識障害のため搬送された.気管挿管・人工呼吸器管理下にICUに入室した.第2病日に,徐々に血圧と尿量が低下した

Primary Assessment & Resuscitation

- A（気道）：気管挿管されているが，チューブの閉塞や位置異常を疑う所見はない
- B（呼吸）：呼吸数26回/分，胸郭挙上の左右差なし，呼吸音の左右差なし，SpO_2 98%（FiO_2 0.4）
- C（循環）：末梢冷感あり，血圧80/50mmHg，心拍数85回/分
- D（意識）：GCS E1VTM4（鎮静なし，入院時と変化なし），瞳孔不同なし，粗大な麻痺なし
- E（体温）：36.8℃（膀胱温）

意識障害や人工呼吸のために自覚症状を確認しにくい状況である．しかし，四肢末梢の冷感や尿量の低下，頻呼吸からショックを認識した．

⇒ショックの鑑別のため，RUSH

① **Pump**：心嚢液の貯留はなく，右室の拡大も認めなかった．左室拡張末期容量の低下はなかったが，心尖部で壁運動の低下を認めた．

② **Tank**：IVC径は13/8 mm，胸水や腹水は認めなかった．気胸を疑う所見もなかった．

③ **Pipes**：大動脈の拡大やフラップは認めなかった．

RUSHにおいて，心タンポナーデや緊張性気胸，肺塞栓症といった，閉塞性ショックを疑う所見は認めなかった．循環血液量も保たれていた．

Secondary Assessment & Treatment

胸部ポータブルX線撮影では，異常を認めなかった．RUSHの後のさらなる精査で心尖部のみ心収縮能が著しく低下しており，特徴的な超音波所見（図6）に加えて，12誘導心電図でV1〜3でST上昇，V3〜6誘導で陰性T波（図7）を認めた．**循環器内科コンサルトし冠動脈造影を施行した**．結果，冠動脈に有意狭窄は認めず，たこつぼ心筋症の診断となった．過剰な心負荷にならないよう輸液を減量し，超音波ガイド下に中心静脈カテーテルを挿入後，血管作動薬としてノルアドレナリンの持続投与を開始した．しだいに血圧は安定し，尿量も増加した．

エコーのpoint

たこつぼ心筋症は，過剰なストレスが誘引となり，中年女性に多い．多くは自然に軽快する．前述の通り，収縮期には心尖部の心収縮が見られず，あたかも「たこつぼ」のような特徴的な心エコー像を呈するため，超音波検査が有用である．

反対に，心基部の収縮力が低下する逆たこつぼ心筋症という疾患もある．

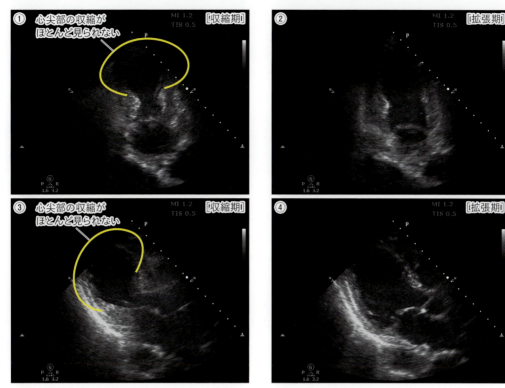

図6　シナリオ2：Secondary Assessment & Treatmentにおける心エコー像
①心尖部像（収縮期），②心尖部像（拡張期），③傍胸骨像（収縮期），④傍胸骨像（拡張期）

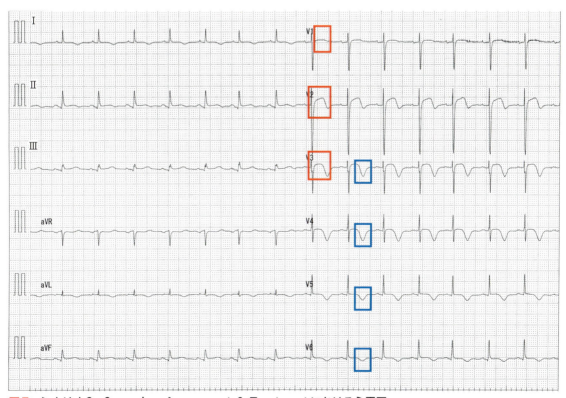

図7　シナリオ2：Secondary Assessment & Treatmentにおける心電図

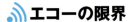エコーの限界

心エコーの評価を含めて，循環器内科との連携が重要である．

症例を通じて

ショックとは，日本救急医学会用語集では「生体に対する侵襲あるいは侵襲に対する生体反応の結果，重要臓器の血流が維持できなくなり，細胞の代謝障害や臓器障害が起こり，生命の危機にいたる急性の症候群」[9]とされている．

この血流の低下による臓器障害は，細胞への酸素供給が不足することによって生じる．この酸素供給は，delivery O_2（DO_2，酸素供給量）の式によって規定されている．すなわち，DO_2 = CO（心拍出量）× CaO_2（動脈血酸素含量）である．さらに式を分解すると，前半部分はCO = 一回心拍出量×心拍数であり，一回心拍出量は前負荷（左室拡張末期容量），心収縮力，後負荷（末梢血管抵抗）に規定される．基本的には心拍出量がいずれかの要因で低下し，ショックに至る．後半部分はCaO_2 = 1.34 × Hb（ヘモグロビン）× SaO_2（動脈血中Hb酸素飽和度）+ 0.0031 × PaO_2（動脈血酸素分圧）であるが，「0.0031 × PaO_2」はほとんど無視できるほど小さい値であり，Hbと酸素飽和度に比例すると考えてよい．これらの低下は「貧血」や「呼吸不全」に分類される病態であるが，敗血症の標準的初期治療である「Early Goal Directed Therapy」のなかに貧血に対する赤血球輸血が含まれている．

したがって筆者は，ショック＝臓器への酸素供給不足が疑われる症例では前述の**前負荷，心収縮力，後負荷，Hb，SaO_2**の5つのパラメーターの異常を意識している．

さて，ショックは以下の4つに分類される[9]．

- 閉塞性ショック　　　　　　（obstructive shock）
- 循環血液量減少性ショック　（hypovolemic shock）
- 心原性ショック　　　　　　（cardiogenic shock）
- 血液分布異常性ショック　　（distributive shock）

この分類も，一回心拍出量を規定するパラメーターのどこに異常があるかを意識すると理解しやすい（表1）．すなわち，前負荷が何らかの要因で物理的に左室へ戻ってこられなくなった状態が閉塞性ショック，前負荷が減少している状態が循環血液量減少性ショックである．そして心収縮力が障害された状態が心原性ショックであり，後負荷が著しく低下している状態が血液分布異常性ショックである．

いずれの病態・疾患もすみやかな初期対応がなされなければ生命にかかわるものであり，救急外来，ICU，一般病棟，災害現場など多くの場面で遭遇しうる．

表1 ショックの分類

分類	病態	原因疾患
obstructive shock 閉塞性	前負荷↓	心タンポナーデ
		胸腔内圧上昇（緊張性気胸，陽圧換気，大量血胸）
		血管閉塞（肺塞栓，羊水塞栓）
		収縮性心膜炎
hypovolemic shock 循環血液量減少性	前負荷↓	出血（外傷，手術，吐血，下血など）
		脱水（下痢，嘔吐，イレウス，熱傷など）
cardiogenic shock 心原性	心機能↓	心筋性（虚血性心疾患，心筋炎，心筋症など）
		機械性（弁膜症，不整脈）
distributive shock 血液分布異常性	後負荷↓	炎症関連性（敗血症，重症膵炎，高侵襲手術など）
		アナフィラキシー
		神経原性
		薬剤性（麻酔薬，血管拡張薬など）
		内分泌性（甲状腺クリーゼ，副腎クリーゼなど）

ショックを認識するのが初期対応の第一歩

　ショックの初期対応の第一歩は，まず目の前にいる患者がショック状態だと認識することである（図8）．当然といえば当然のことであるが，意外に難しい．そのゆえんの1つに，よくわれる「ショック＝収縮期血圧 90 mmHg 以下」という先入観があげられる．**収縮期血圧の低下が起こるのはかなり病状が進行した状態である**（表2）．その前にショックの徴候を捉え，初期対応を開始することが理想といえる．

　ショックの代表的な徴候は「5P」といわれるものがあげられる．

- 皮膚・顔面蒼白（pallor）
- 肉体的・精神的虚脱（prostration）
- 冷汗（perspiration）
- 脈拍微弱（pulselessness）
- 呼吸促迫（pulmonary insufficiency）

　呼吸様式の観察や皮膚・橈骨動脈の触知，意識状態の変容など，**血圧の数値にこだわらず身体所見からショックの認識をできるよう意識**して診療に臨むことが肝要である．また，近年では血液ガス分析により乳酸値を短時間で測定でき，その上昇も参考になる．ICUで経時的に尿量を測定している環境であれば，尿量の低下もショックの徴候の1つと疑うことができる．

- 身体所見，バイタルサインから早期にショックを認識

- O₂，IV，モニター
- 気管挿管，18 G以上の静脈留置針で確保した末梢ライン2本，圧迫止血など

- 胸腹部エコー，血液ガス分析，12誘導心電図，ポータブルX線
- ABCが安定するまで移動しない

- 閉塞性ショックなのか？
- 心原性ショックなのか？

- CT，各種培養などによる原因疾患の鑑別
- 輸血，中心静脈カテーテル挿入，手術などの治療戦略

図8 ショックの初期対応

表2 出血量による出血性ショックの分類

	Class I	Class II	Class III	Class IV
出血量（mL）	< 750	750〜1,500	1,500〜2,000	2,000 <
出血量（%）	< 15	15〜30	30〜40	40 <
脈拍数（回/分）	< 100	100〜120	120〜140	140<または徐脈
血圧	不変	収縮期圧→ 拡張期圧↑	収縮期圧↓ 拡張期圧↓	収縮期圧↓ 拡張期圧↓
呼吸数（回/分）	14〜20	20〜30	30〜40	40 <
意識レベル	軽度の不安	不安	不安，不穏	不穏，無気力

（文献2，10より）

文献・参考文献

1) 「改訂第4版 救急診療指針」（日本救急医学会/監），へるす出版，2011
2) 「改訂第4版 外傷初期診療ガイドライン JATEC」（日本外傷学会，日本救急医学会/監），へるす出版，2012
3) 「外傷専門診療ガイドライン JETEC」（日本外傷学会/監），へるす出版，2014
4) Rivers E, et al：Early goal-directed therapy in the treatment of severe sepsis and septic shock. N Engl J Med, 345：1368-1377, 2001
5) 日本集中治療医学会 Sepsis Registry 委員会：日本版敗血症診療ガイドライン The Japanese Guidelines for the Management of Sepsis. 日集中医誌, 20：124-173, 2013
6) Yealy DM, et al：A randomized trial of protocol-based care for early septic shock. N Engl J Med, 370：1683-1693, 2014
7) Peake SL, et al：Goal-directed resuscitation for patients with early septic shock. N Engl J Med, 371：1496-1506, 2014
8) Mouncey PR, et al：Trial of early, goal-directed resuscitation for septic shock. N Engl J Med, 372：1301-1311, 2015
9) American College of Surgeons Committee on Trauma：Trauma Evaluation and Management (TEAM)：Program for Medical Students. American College of Surgeons, 1999
10) 日本救急医学会：医学用語解説集
http://www.jaam.jp/html/dictionary/dictionary/word/0823.htm
11) Lichtenstein DA：Relevance of lung ultrasound in the diagnosis of acute respiratory failure：the BLUE protocol. Chest, 134：117-125, 2008

3. 集中治療室（ICU）

① volume評価

- 下大静脈（inferior vena cava：IVC）径を測定することで中心静脈圧（central venous pressure：CVP）を推定する
- ベッドサイドでIVC径の変化を経時的に追うことで循環血液量を評価する（CVPの評価も併用可）

エコーのpoint

ICUではさまざまな要因（多発外傷，敗血症，頸髄損傷など）で血管内容量の減少をきたす．その治療方針の決定においては血管内容量を知っておかなければ対応は困難となる．ここではベッドサイドエコーを用いて行うvolume評価について述べる．

1) IVC評価

IVC径と呼吸性変動を見ることにより血管内容量とCVPの推定が可能である．

まず心窩部にプローブを当て，右房を描出する．そこから尾側へずらしていき，右房とIVCの境界とIVCへ流入する肝静脈を同定する．IVC径は右房接合部から2 cm尾側の点で測定する．

また，IVCは呼吸で胸腔内が陰圧になることにより，径が変化し，これを呼吸性変動と呼ぶ．米国心エコー図学会（American Society of Echocardiography：ASE）のガイドライン[1]ではIVC径と推定CVPについて表のような基準を提唱している．表に当てはまらない場合は中間程度（CVP 5〜10 mmHg）が示唆されるとしている．

挿管患者でも測定は可能である．しかし多くの挿管患者では呼気終末陽圧（positive end-expiratory pressure：PEEP）の影響により，IVC径は大きく，呼吸性変動は少なくなる[2]．また，IVC径と呼吸性変動は1回の測定よりも経時的にくり返し行うことでより正確な評価を得ることができる．

表　IVC径とCVPの関係

IVC径所見	推定CVP
21 mm以下　変化率50％以上	0〜5 mmHg
21 mm以上　変化率50％以下	10〜20 mmHg

（文献1より）

full stomach（胃内容物が多く貯留している）患者でIVCの描出が困難な場合は，内頸静脈の評価が血管内容量の推定に役立つ．その手技は患者を30°ギャッヂアップとし，IVCと同様に呼吸性変動の変化率を求める．内頸静脈の吸気での虚脱はCVPが低いこととよく相関するとされる[3,4]．下顎より高い位置の内頸静脈が吸気で虚脱しない場合は，CVPは高いと推定される[3]．

エコーの限界

それぞれの患者での経時的な変化を追うのは有用であるが，相対的評価であるため注意する．また，**体位と胸腔内圧に影響を受けるため測定時にはそれらを統一することが必要となる．**

文献・参考文献

1) Rudski LG, et al：Guidelines for the echocardiographic assessment of the right heart in adults：a report from the American Society of Echocardiography endorsed by the European Association of Echocardiography, a registered branch of the European Society of Cardiology, and the Canadian Society of Echocardiography. J Am Soci Echocardiogr, 23：685-713, 2010

2) Barbier C, et al：Respiratory changes in inferior vena cava diameter are helpful in predicting fluid responsiveness in ventilated septic patients. Intensive Care Med, 30：1740-1746, 2004

3) Jang T, et al：Jugular venous distention on ultrasound：sensitivity and specificity for heart failure in patients with dyspnea. Am J Emerg Med, 29：1198-1202, 2011

4) Jang T, et al：Ultrasonography of the internal jugular vein in patients with dyspnea without jugular venous distention on physical examination. Ann Emerg Med, 44：160-168, 2004

3. 集中治療室（ICU）

②心機能評価

- ベッドサイドで心機能の評価を迅速に行う〔focused cardiac ultrasound（FoCUS）〕
- 時間的制約がある場合が多いので定性的評価を中心に行う

📶 エコーのpoint

　　　心エコーを用いることで，心臓の形態・機能について多くの情報を得ることができる．しかし正確な画像を描出し，評価が行えるようにするためには長い時間とトレーニングが必要となる．また，より正確に行うためには検査室で専用の超音波機器を用いることもある．
　　　救急や集中治療の現場で迅速に評価を行う方法があり，これはfocused cardiac ultrasound（FoCUS）と呼ばれている[1]．

1）計測せず見た目で迅速に心機能を捉える

　　　FoCUSの目的は詳細な心機能の評価や診断ではなく，現在の病態の把握と大まかな鑑別である．FoCUSでは**5つの像（心尖部長軸像，下大静脈像，胸骨左縁長軸像・短軸像，心尖部四腔像）**が基本となる．また計測やドプラを使うことなく，描出した像の見た目で判断を行う．例えば左心系では左室内腔（狭小化，正常，拡大），左房内腔（正常，拡大）などそれぞれにつきいくつかの項目から選択し，図のような評価シートを作成する．このようにして左心系の大きさ・収縮能，右心系の収縮能，循環血液量，心嚢液を評価することで，decision makingの一助となる[2]．

📶 エコーの限界

　　　原則，超音波検査の禁忌はなく全例実施可能である．小児の心機能や弁膜症の評価などの上級レベルの超音波検査は専門医によって行われることが推奨されている．
　　　しかし，まずはベッドサイドで迅速に自身で超音波検査を行い，病態の把握と鑑別を行うように心がけるとよい．

図 FoCUS レポート用紙
(文献1を参考に作成)

文献・参考文献

1) Via G, et al：International evidence-based recommendations for focused cardiac ultrasound. J Am Soc Echocardiogr, 27：683. e1-683. e33, 2014
2) Gudmundsson P, et al：Visually estimated left ventricular ejection fraction by echocardiography is closely correlated with formal quantitative methods. Int J Cardiol, 101：209-212, 2005

3. 集中治療室 (ICU)

③ 肺エコーと呼吸機能評価
（気胸，肺水腫，無気肺を同定する）

● ベッドサイドでポータブル X 線を待たずに，肺エコーで気胸・肺水腫・無気肺を把握する

📶 エコーの point

肺エコーの基本はリニア型プローブを用いて肋骨と垂直になるように縦にプローブを置き，肋骨と肋骨の間にある**高エコーな膜（胸膜）**として描出することである．

1) 空気の指標のAライン，水分の指標のBライン

正常肺は肺が含んでいる空気の手前にある胸膜が超音波を反射する．反射された超音波はプローブ自身でさらに反射され，再び胸膜へ発せられる．これにより多重反射が生じ胸膜と平行に等間隔で並ぶアーチファクトが出現する．このアーチファクトを**Aライン**と呼ぶ．

肺に空気がなく，滲出液で満たされていた場合はAラインは描出されず，**Bライン**と呼ばれるアーチファクトを形成する．これは胸膜から深部に向かって真っ直ぐに伸びる高エコー域であり，数本認められることが多い．Bラインの数と肺の水分量が相関するという報告もある[1,2]．

2) 気胸では lung sliding が見えない

呼吸による運動に伴い肋骨と肋骨の間に描出された胸膜も上下に運動をする様子が観察される．これを **lung sliding** と呼び，臓側胸膜が壁側胸膜と接していて気胸ではないことを示す．気胸の場合は臓側胸膜と壁側胸膜の間に空気があるため臓側胸膜を描出することができず，lung sliding を観察することができない．この所見は感度が高く，陰性的中率は99％という報告がある[3]．虚脱した肺と胸腔の境界に超音波を当てると，lung sliding の出現・消失をくり返す所見＝ **lung point** が得られる．lung point があれば，気胸の診断の特異度は高い[4]．

📶 エコーの限界

心拍動で肺が動く所見を，lung sliding と見誤ることがあり注意が必要である．

文献・参考文献

1) Noble VE, et al：Ultrasound assessment for extravascular lung water in patients undergoing hemodialysis. Time course for resolution. Chest, 135：1433-1439, 2009
2) Liteplo AS, et al：Emergency thoracic ultrasound in the differentiation of the etiology of shortness of breath (ETUDES)：sonographic B-lines and N-terminal pro-brain-type natriuretic peptide in diagnosing congestive heart failure. Acad Emerg Med, 16：201-210, 2009
3) Blaivas M, et al：A prospective comparison of supine chest radiography and bedside ultrasound for the diagnosis of traumatic pneumothorax. Acad Emerg Med, 12：844-849, 2005
4) Lichtenstein D, et al：The "lung point"：an ultrasound sign specific to pneumothorax. Intensive Care Med, 26：1434-1440, 2000

3. 集中治療室（ICU）

④頭蓋内圧評価（ONSD）

- 視神経鞘径を測定することで頭蓋内圧を推定する

エコーのpoint

　頭蓋内圧上昇を早期に把握してすみやかな治療介入を行うことで，脳障害を少なくすることができる．

　非侵襲的にベッドサイドで頭蓋内圧を評価する1つに，視神経鞘径（optic nerve sheath diameter：ONSD）を測定する方法がある．視神経の周囲は頭蓋内と交通し，脳脊髄液で満たされており，頭蓋内圧の変化が直接影響する．このような理由で頭蓋内圧が上昇するとONSDも増大する．

　その手技はリニア型プローブを閉眼した上眼瞼に当て，後面の網膜から下方3 mmの部分での径を測定する．頭蓋内圧正常でのONSDは5 mm以下であり，5 mmより大きくなると頭蓋内圧亢進が示唆される[1]．

エコーの限界

　顔面に外傷がある場合は，ONSD評価のための画像描出が困難となる．正常構造物が判断できない外傷や外減圧・内減圧術後の患者ではONSD評価が難しい．また，眼窩にプローブを当てる場合には，高周波プローブで長時間当ててしまうと超音波ビームによる角膜損傷が起きるため注意する．（3章4①参照）

文献・参考文献
1) Geeraerts T, et al：Ultrasonography of the optic nerve sheath may be useful for detecting raised intracranial pressure after severe brain injury. Intensive Care Med, 33：1704-1711, 2007

3. 集中治療室（ICU）

⑤深部静脈血栓症（DVT）評価

- 深部静脈血栓症（deep venous thrombosis：DVT）の評価では 2 point エコーを用いる．エコーではベッドサイドで簡便に実施できる．

📶 エコーのpoint

　ICU入院中の患者はさまざまな疾患で入院しており，ベッド上に仰臥位であることが多い．そのためDVTのリスクが高く，表[1]に示す程度の割合で生じる．各施設のマニュアルに従い，低用量未分画ヘパリン，低分子ヘパリン，段階的圧着ストッキング，間欠的空気圧迫装置などで予防措置を講じるが，多発外傷やヘパリン起因性血小板減少症では十分な予防ができないことがある．そのため超音波を用いた検索は重要である．

　時間外や救急患者では，生理検査室で行うような下肢静脈エコー検査は人員・時間的な問題で困難であることが多い．そこでスクリーニング目的として，Point of Careの視点より 2 point エコーが有用である．2 point エコーとは鼠径部の大腿静脈（図1）と膝窩部の膝窩静脈（図2）の2点を観察し，下肢静脈エコーの代わりとするものである．2 point エコーはD-dimerと併用することで下肢静脈エコー検査と同等の診断能が期待できる[2]．また，救急医が行って

表　入院患者におけるDVTのリスク*

患者群	DVT有病率（％）
内科疾患患者	10〜20
一般外科手術（患者）	15〜40
婦人科手術（患者）	15〜40
泌尿器科手術（患者）	15〜40
脳神経外科手術（患者）	15〜40
脳卒中	20〜50
整形外科手術（患者）（股・膝関節）	40〜60
外傷	40〜80
脊髄損傷	60〜80
集中治療室入室（患者）	10〜80

＊血栓予防を受けていない患者でのDVT発症率．
（文献1より引用）

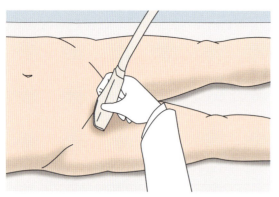

図1 鼠径靱帯と鼠径溝の間にプローブを当てる

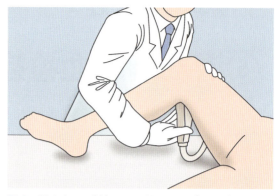

図2 膝を立てて外転させ，後ろからプローブを当てる

も精度に遜色がないとの報告もある[3]．

手技は静脈の上にプローブを置き，圧迫する．静脈が圧迫により閉塞すれば血栓がないが，静脈が圧迫されない場合は血栓が充満した静脈であることが示唆される．また圧迫の補助としてカラードプラを用いて血栓の存在を可視化することもできる．

エコーの限界

鼠径部にカテーテルが挿入されている場合は描出が困難となる．また，肥満患者や下腿浮腫などでは膝窩静脈の描出が困難となる．

文献・参考文献

1) Geerts WH, et al : Prevention of venous thromboembolism : the Seventh ACCP Conference on Antithrombotic and Thrombolytic Therapy. Chest, 126 : S338-400, 2004
2) Bernardi E, et al : Serial 2-point ultrasonography plus D-dimer vs whole-leg color-coded Doppler ultrasonography for diagnosing suspected symptomatic deep vein thrombosis : a randomized controlled trial. JAMA, 300 : 1653-1659, 2008
3) Crisp JG, et al : Compression ultrasonography of the lower extremity with portable vascular ultrasonography can accurately detect deep venous thrombosis in the emergency department. Ann Emerg Med, 56 : 601-610, 2010

3. 集中治療室（ICU）

⑥チューブ位置確認（挿管チューブ）

- 呼気CO_2モニターが使用できないとき，挿管後のチューブは超音波で観察できる

📶 エコーのpoint

　食道挿管は救急の現場では6〜16％程度発生しており[1,2]，それに気づかないと重大な転帰をもたらす．挿管チューブの位置の確認にはチューブのくもり，胸郭の運動，聴診，CO_2検出器，カプノグラフィなどが用いられ，なかでもカプノグラフィが最も感度が高く[3]，有用である．呼気CO_2モニターを用いることができない場合や挿管直後でポータブルX線が行えないときに，気管エコーが推奨される．

　コンベックス型プローブを胸骨切痕直上の前頸部に当てると，気管前面の高エコーなアーチとその頂点からのcomet tailが観察できる．もし気管挿管が成功した場合はアーチとcomet tailに変化は認めない．もし食道挿管であった場合は**もとのアーチの横にもう1つアーチとcomet tailが出現する**．これは食道に挿管された気管チューブによるアーチファクトである．この方法では感度98.9％，特異度94.1％であったとの報告がある[4]．また挿管時にリアルタイムに超音波で評価することにより，食道挿管の診断の感度100％，特異度85.7％という別の報告がある[5]．

📶 エコーの限界

　緊急挿管時に超音波の補助を用いることは難しい場合が多い．

文献・参考文献

1) Schwartz DE, et al：Death and other complications of emergency airway management in critically ill adults. A prospective investigation of 297 tracheal intubations. Anesthesiology, 82：367-376, 1995
2) Mort TC：Unplanned tracheal extubation outside the operating room：a quality improvement audit of hemodynamic and tracheal airway complications associated with emergency tracheal reintubation. Anesth Analg, 86：1171-1176, 1998
3) Grmec S：Comparison of three different methods to confirm tracheal tube placement in emergency intubation. Intensive Care Med, 28：701-704, 2002
4) Chou HC, et al：Tracheal rapid ultrasound exam（T.R.U.E.）for confirming endotracheal tube placement during emergency intubation. Resuscitation, 82：1279-1284, 2011
5) Chou HC, et al：Real-time tracheal ultrasonography for confirmation of endotracheal tube placement during cardiopulmonary resuscitation. Resuscitation, 84：1708-1712, 2013

3章
マイナーエマージェンシーと救急超音波診

1. マイナーエマージェンシー領域で救急超音波診を行うにあたって

> 慣れない領域の診療を，使い慣れた超音波でサポートしよう！
> たった今からレベルアップ間違いなし！

マイナーエマージェンシーにおける救急超音波診の役割

　救急外来にはいつ，どんな主訴の患者さんがやってくるかわからない．専門領域であれば診察スキルや経験もしっかりと身についているし，専門医ならではの検査もある．しかし，時には普段あまり出会わないマイナーエマージェンシーもやってくることがあり，慣れない領域の診療に困惑したことが皆さん少なからずあると思う．そんなときに強力な助っ人になりうるのが超音波検査である．

　慣れない領域の診療に，使い慣れた超音波を併用することにより，診療スキルは間違いなく向上する．そこに必要なのは，少しの知識と一歩踏み出して超音波を使ってみる勇気だ．

マイナーエマージェンシーにおける救急超音波診の限界

　超音波検査がすべての領域で役立つことは間違いない．本書で紹介できるのはほんのごく一部である．こうしている間にも新しい超音波の使用方法が研究されている．しかしまだまだデータが少なく，超音波検査の正確な有用性や精度は不明な点も多い．

　本書をきっかけとして，興味のある分野の超音波検査にぜひとも手を伸ばしてもらいたいと思う．

2. 筋骨格系

①骨折：橈骨遠位端骨折

患者：70代女性　　主訴：転倒後の右手関節の痛みと腫脹
現病歴：今朝自宅の玄関で滑ってしまい右手をつくように転倒した．その後より右手関節の痛みと腫脹が出現，増悪してきたため救急受診となった
身体所見：右橈骨遠位端にpin point tendernessと腫脹を認める

使用するプローブ リニア型プローブ（表在型）

- pin point tendernessの部分を中心に骨長軸に沿うようにプローブを当てる（図1）
  ▶ 肋骨の場合，プローブを持つ手の**母指と中指を上下肋間に軽く押し込むようにし**，これらと示指を加えた3本の指で走査すると，肋骨上から外れずに肋骨に沿って動かしやすくなる

エコーの限界 皮下組織が厚い場合，骨の描出が難しくなる

エコーの所見
- 正常の骨皮質は1本の連続性のある高エコー像として描出される
- 骨皮質の不連続線±周囲に血腫を認める（図2）

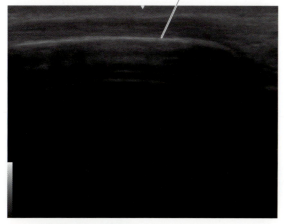
図1　正常骨皮質（橈骨）

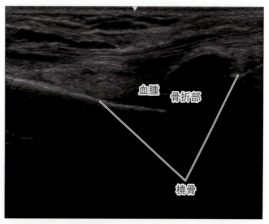
図2　橈骨遠位端骨折

ERにおける骨折診療での超音波の役割

1) 診断における役割

> 診断例：長管骨骨折，手や足部の骨折（舟状骨や中手骨など），小児の骨折（若木骨折，骨端線損傷など），顔面骨骨折（鼻骨，頬骨，下顎骨など），胸骨骨折など

- 長管骨骨折やその他の手足の骨折の診断補助に役立つ（小児の研究報告が多い）
  - 小児の前腕骨骨折[1]：感度90％（95％CI：84～94％），特異度77％（95％CI：68～83％）
  - 小児の鎖骨骨折[1]：感度93％（95％CI：86～96％），特異度91％（95％CI：89～95％）
  - 小児の上肢/下肢の骨折[1]：感度93％（95％CI：76～99％），特異度96％（95％CI：84～99％）
- 初期のX線でわかりにくい舟状骨骨折の診断に役立つ[2]（**手関節尺屈位で手背側よりプローブを当てる，図3**）
  - 舟状骨骨折[2]：感度92％
- 小児の骨端線損傷において，骨端線（正常でも皮質不連続となっていることに注意）を中心に周囲に血腫を認める

2) 手技における役割

> 手技例：骨折整復時の鎮痛として末梢神経ブロックや血腫ブロック，非透視下非観血的骨折整復術後の確認

- **橈骨遠位端骨折に対して超音波ガイド下血腫ブロックを行うことによって**，経静脈的に鎮静薬・鎮痛薬投与した場合と同等の鎮痛効果・満足度が得られたという報告もある[3]
- 上腕骨近位端骨折に対して超音波ガイド下血腫ブロックを行い，鎮痛効果が得られたとの報告もある[4]

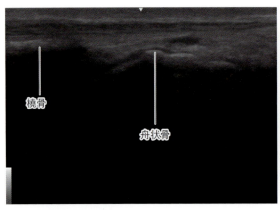 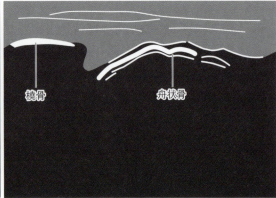

図3　舟状骨（正常像）
骨皮質の不連続や周囲に血腫を認める．

2. 筋骨格系

②足関節：前距腓靱帯損傷

患者：10代男性　　主訴：左足関節痛
現病歴：サッカーの練習中，左足関節を内反して受傷した．左足関節部の腫脹がひどくなり救急受診
　　　　となった
身体所見：左足関節（外果～外果前下方）に腫脹と圧痛を認める

使用するプローブ リニア型プローブ（表在型）

エコーのpoint
- 足関節外果前方にプローブを当てて，前距腓靱帯を描出する〔画面の1/3～1/2ほど外果（腓骨）が映るようにし，外果を中心に扇状にプローブを回転させる〕
- 靱帯の描出ではプローブ走査に伴い異方性の変化がみられやすく影響を受けやすいので，靱帯に垂直に超音波を当てて高エコー像のfibrillar pattern（線状高エコー像が層状配列した所見を指し，腱や靱帯でみられる）を描出する（図1）
  ▸ 異方性：正常でもプローブを当てる方向により対象物のエコー輝度が変化する現象．エコー輝度が変化した部位が損傷によるものか異方性によるものかを見極めるために，他の方向からでも再現性をもって輝度の変化を認めるのかどうかを確認しなければならない

エコーの限界
- 慣れを必要とし，施行者の技量に大きく左右される

エコーの所見
- 損傷した靱帯が腫脹し，正常のfibrillar patternが消失し，全体的に低エコー域が混在する像となる（図2）
  - 断裂部が低エコー域として明瞭になることがある
  - 合併する剥離骨折を認めることがある

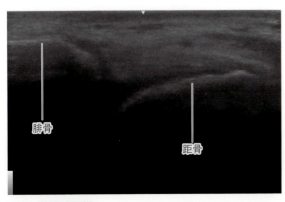

図1　前距腓靱帯

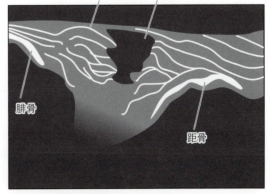

図2　前距腓靱帯断裂（シェーマ）

2. 筋骨格系

③アキレス腱断裂

患者：40代男性　　主訴：右アキレス腱〜踵部の痛み
現病歴：久しぶりにフットサルをしていてダッシュしようとしたところ，突然「ブチッ」という音とともに左踵からアキレス腱付近に激痛が走り，歩行困難となったため救急受診となった

使用するプローブ リニア型プローブ（表在型）

エコーのpoint
- 腹臥位で足関節〜下腿遠位部の下にタオルを置き，アキレス腱に対し，長軸・短軸方向両方で確認する（図1）
  ▶ アキレス腱長軸像を描出する際は，母指と中指でアキレス腱を挟みこむようにし，これらに示指を加えた3本でプローブを持つと描出しやすくなる
- アキレス腱は異方性（p81）の影響を受けやすいので，腱に垂直に超音波を当てて高エコー像のfibrillar patternを描出する

エコーの限界
- アキレス腱断裂に対する超音波検査の精度は，感度100％，特異度83％といわれており非常に有用である[5]

エコーの所見
- 陥凹部に一致して，腱構造の断裂と血腫を認める．正常のfibrillar patternは失われる（図2）
- 足関節を背屈・底屈をしながら観察すると，断裂部がよりわかりやすくなる．足関節底屈位で断裂部のギャップが5mmなら保存的療法が可能とする報告もある[6]

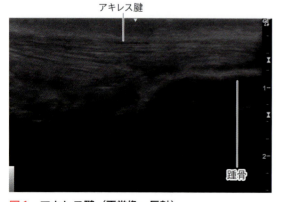

図1　アキレス腱（正常像，長軸）

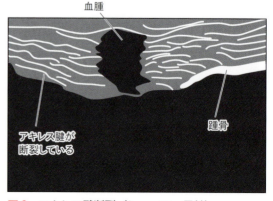

図2　アキレス腱断裂（シェーマ，長軸）

2. 筋骨格系

④下腿三頭筋断裂

シナリオ
患者：30代男性　　主訴：左下腿後面の痛み
現病歴：久しぶりにバスケットボールでダッシュしようとしたところ，突然「ブチッ」という音とともに左下腿後面に激痛が走り，歩行困難となったため救急受診となった
身体所見：左下腿後面の腫脹・圧痛あり，Thompson テスト陰性

使用するプローブ リニア型プローブ（表在型）

エコーのpoint
- 腹臥位で足関節〜下腿遠位部の下にタオルを置き，下腿後面に長軸・短軸方向にプローブを当て，腓腹筋とヒラメ筋の観察を行う（図1）
- 特に腓腹筋遠位部で筋膜付着部を忘れずに観察する
  ▶ 下腿三頭筋断裂では，腓腹筋遠位部筋膜付着部における筋断裂が多い

エコーの限界
- 表在型プローブではヒラメ筋深部の観察は難しいことがある

エコーの所見
- 正常の fibrillar pattern が消失し，筋束の蛇行や断裂，血腫を認める（図2）

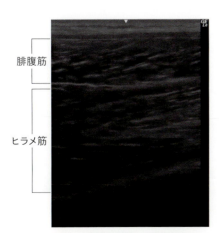

図1　下腿三頭筋（正常像）

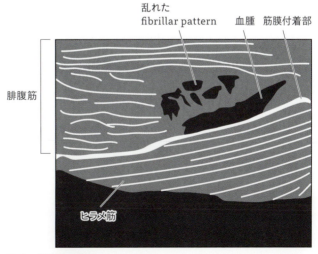

図2　腓腹筋断裂（シェーマ）

2. 筋骨格系

⑤膝関節：関節水腫

患者：70代女性　　主訴：右膝付近の痛み
現病歴：昨日から特に誘因なく右膝の痛みが出現し，歩行困難となったため救急受診となった
身体所見：右膝関節の自動・他動運動で疼痛増悪．体格は**肥満**であり関節腫脹ははっきりしない

使用するプローブ　リニア型プローブ（表在型）

エコーのpoint
- 膝関節伸展位で，膝蓋骨近位部に長軸方向にプローブを当てる．画面の1/3～1/2くらいに**膝蓋骨近位が入るようにし，膝蓋上嚢を描出する**（図1）
- ゼリーを多めに塗布し，できる限り力を抜いて皮膚に軽くのせるイメージで当てることが重要である．圧迫すると膝蓋上嚢に貯留していた液体は他の部位に異動してしまう．圧迫と力を抜くことを交互に行うとより関節水腫がわかりやすくなる

エコーの限界
- 膝蓋上嚢に貯留していない程度の少量の関節水腫は見逃すことがある

エコーの所見
- **膝蓋上嚢（大腿骨前脂肪体と膝蓋上脂肪体の間）に低エコー域を認める**（図2①）
- 低エコー域が2 mm以上の場合，関節水腫や血腫が疑われる
- 滑膜の肥厚（低エコー域）は関節水腫と間違えられることがある
- 新鮮血腫は時に高エコー域として認められる（図2②➡）

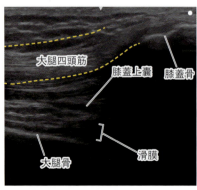
図1　膝蓋上嚢（正常像）

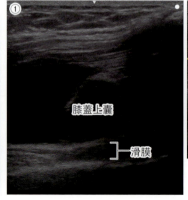

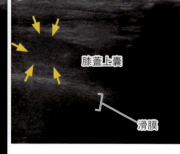

図2　関節水腫（①）と関節血腫（②）

2. 筋骨格系

⑥膝関節：Baker嚢胞

患者：60代女性　主訴：右膝窩部の痛み
現病歴：数日前から右膝窩部の痛みが出現．本日右膝窩部に腫瘤を自覚したため救急受診となった
身体所見：右膝窩部に腫瘤を認める

使用するプローブ リニア型プローブ（表在型）

エコーのpoint
- 腹臥位で，膝窩後面にプローブを当てる
- 膝関節を屈曲・伸展することにより，腓腹筋内側頭と半膜様筋の間にあるBaker嚢胞の茎部を確認することができる（図1）．茎部の確認は他の疾患との鑑別のポイントとなる

エコーの限界
- 茎部の確認は困難なこともあり，確定診断にはMRI検査を行う

エコーの所見
- 膝窩部に内部低エコー域の腫瘤を認める（図2）
- 炎症性Baker嚢胞の場合は，増殖した滑膜を高エコー域として認めることがある
- 膝関節を伸展すると，Baker嚢胞の茎部を確認できることがある（図1）
- Baker嚢胞が破裂すると，皮下や腓腹筋ヒラメ筋間に嚢胞内容物が広がり，低エコー域もしくはcobblestoning（敷石状変化）として認める（3章3①，p91参照）

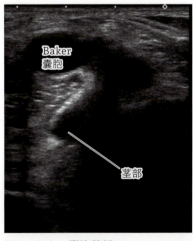

図1　Baker嚢胞茎部

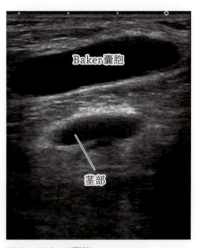

図2　Baker嚢胞

2. 筋骨格系
⑦股関節：limping child（小児股関節痛）

シナリオ
患者：1歳3カ月男児　主訴：急に歩かなくなった
現病歴：最近歩くことができるようになったが，本日午後から機嫌が悪くなり，歩けなくなったため救急受診となった
出生歴：低出生体重児
身体所見：左股関節を動かすと痛がる様子を見せる

使用するプローブ リニア型プローブ（表在型）

エコーのpoint
- 股関節軽度屈曲・外転位，もしくは中間位において，**大腿骨頸部と平行になるように**Scarpa三角部（大腿三角部，p138参照）にプローブを当てる
- 関節液貯留している量の**左右差を比較すること**

エコーの限界
- 股関節液体貯留が超音波で描出される感度は約80〜85％と不十分であり[7]，超音波だけでは単純性股関節炎との区別がつけられない
- 化膿性股関節炎を疑う所見は，Kocher's criteria（体温≧38.5℃，荷重かけられない，赤沈＞40 mm/1時間，白血球＞12,000/μL），CRP＞2.0 mg/dL，同症状で受診歴あり，などが参考になるといわれている[8]

エコーの所見
- 大腿骨頸部前面に低エコー域を認める（図）．関節液貯留≧5mm（成人では≧7mm），もしくは左右差≧2mm（成人では≧1mm）の場合，病的な関節液貯留があるとみなす（感度85％，特異度93％）[9]

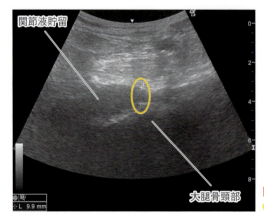

図　化膿性股関節炎
○で計測，9.9 mm．

2. 筋骨格系

⑧肩関節：腱板（棘上筋腱）断裂

患者：60代男性　　主訴：右肩関節痛
現病歴：1週間ほど前より特に誘因なく右肩関節痛が出現，右上肢が挙上困難となり救急受診した
身体所見：肩関節可動域制限あり，painful arc sign陽性

使用するプローブ リニア型プローブ（表在型）

エコーのpoint
- 坐位で検査側の手掌を同側の臀部もしくは大腿近位外側に当て，その後肘を後ろに引くようにし，肩関節軽度伸展位とする（図1）
- 肩関節外側前上方で大結節を目安に，まず棘上筋腱長軸方向（肩甲骨面）にプローブを当て，棘上筋腱を描出する（図2）．その後大結節を中心に前後平行移動させる（棘上筋腱は大結節に2.25 cmにわたり付着している）
- プローブを90°回転させ断面像を描出・観察する
- peribursal fat（下記）の陥凹や平坦化を見逃さない（図3）
- 棘上筋腱の前方部分は断裂が起こりやすい部位である

エコーの限界
- 施行者の技量に大きく左右される．断裂部位の描出も難しく慣れも必要

エコーの所見
- 上腕骨頭（大結節のsuperior，middle facet）に付着する等エコー像の索状構造物が棘上筋腱である（図2）
- 腱表面の高エコー像をperibursal fatという
- 腱板断裂では大結節表面の不整，腱板内の部分欠損像や低エコー域，peribursal fatの陥凹や平坦化などを認める（図3）
- 隣接する肩峰下滑液包に液体貯留を認めることがある

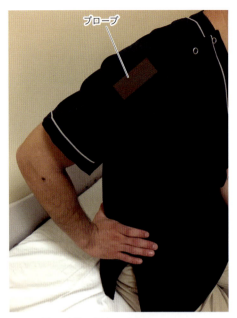

図1　検査肢位（腱板の観察）

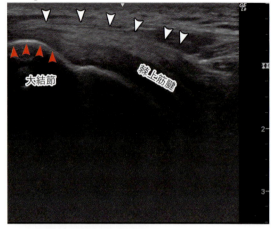

図2　腱板（棘上筋，正常像）

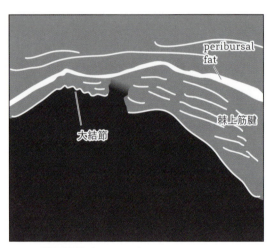

図3　腱板断裂（シェーマ）

2. 筋骨格系

⑨肩関節：石灰沈着性腱板炎

シナリオ
患者：50代女性　　主訴：右肩関節痛
現病歴：昨夜から右肩関節の激痛が特に誘因なく生じ，今朝になり動かすこともできなくなり救急受診となった．本人は五十肩だと思っている
身体所見：右肩関節の可動域制限と肩関節部の圧痛を認める

使用するプローブ リニア型プローブ（表在型）

エコーのpoint
- 超音波ガイド下に沈着した石灰吸引＋ステロイド注射を行うこともできる

エコーの限界
- 局所解剖を理解して，画像の描出を行うが，上手に描出するためには慣れを必要とし，施行者の技量に大きく左右される

エコーの所見
- 腱板内に高エコー像を認める（図）
- アコースティックシャドウを伴うことも，伴わないこともある
- 棘上筋腱と棘下筋腱の移行部に多い
- 肩峰下滑液包炎を合併することがある

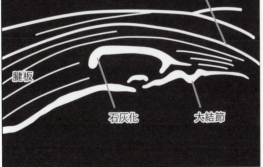

図 石灰沈着性腱炎（シェーマ）

2. 筋骨格系

⑩肩関節：三角筋下滑液包炎

患者：60代女性　　主訴：四肢の痛みと倦怠感，発熱
現病歴：2週間ほど前から四肢の脱力と痛みがあり，その後徐々に脱力感と痛みが増悪したため，昨日から歩行困難となったため救急受診となった．右肩の痛みが一番つらいと言う

使用するプローブ リニア型プローブ（表在型）

エコーのpoint
- 肩関節外側で三角筋深層に低エコー域（エコーフリースペース）を探す
- 浅膝蓋下滑液包炎，膝蓋前滑液包炎や肘頭滑液包炎は臨床所見から診断することは難しくないが，肩峰下・三角筋下滑液包炎，坐骨滑液包炎，深膝蓋下滑液包炎，踵骨後部滑液包炎など，やや深部にある滑液包炎の診断には超音波検査が有用である
- 米国リウマチ学会と欧州リウマチ学会が提唱するリウマチ性多発筋痛症（PMR：polymyalgia rheumatica）の診断基準には，超音波検査による肩関節・股関節周囲の滑液包炎や腱鞘滑膜炎の所見が組込まれている

エコーの限界
- 慣れを要するので，施行者の技量に左右される

エコーの所見
- 三角筋深層に広がる低エコー域（エコーフリースペース）を認める（図）

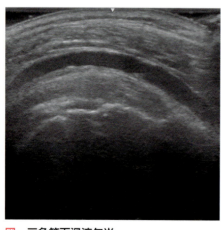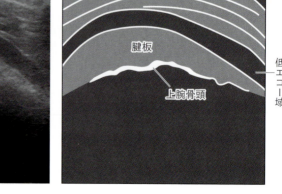

図 三角筋下滑液包炎

3. 皮膚軟部組織

①蜂窩織炎

患者：70代女性　　主訴：右下腿の発赤・腫脹

現病歴：前日，右足部の発赤，腫脹，疼痛を認めていたが，本日になって右下腿全体に発赤，腫脹，熱感が広がってきた

既往歴：糖尿病

バイタルサイン：体温 37.5℃

使用するプローブ リニア型プローブ or コンベックス型プローブ（部位によって使い分ける）

エコーのpoint
- 表皮，真皮より深部の皮下組織が肥厚し，周囲の脂肪層に比べて高エコーとなる
- 皮下脂肪周囲に液体が貯留し，皮下脂肪が敷石状に見えることがある（cobblestoning，図1）

エコーの限界
- リンパ浮腫，血栓性静脈炎との鑑別が困難な場合があり，臨床症状，血液検査所見と合わせて診断する必要がある

エコーの所見
- 皮下組織は肥厚し高エコーとなり，間質に液体貯留を認める
- cobblestoning を認める（図1）
- 皮下膿瘍を合併することがあり，**典型的には内部低エコーとなるが**[1)]，実際には内部エコーはさまざまである（図2）．時にリンパ節腫大と鑑別が必要となる

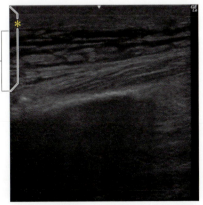

図1　蜂窩織炎（cobblestoning：敷石状変化）
＊皮下組織の肥厚．

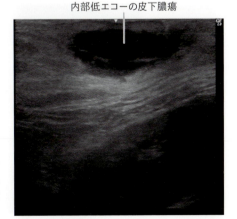

図2　皮下膿瘍

皮膚軟部組織感染症と超音波検査

1) 蜂窩織炎・皮下膿瘍における超音波検査の意義

- 病歴と身体所見からは感染部位が皮膚・皮下組織なのか，関節や筋肉，腱などその他の組織なのかはっきりしない場合に，その鑑別に役立つ
- **自覚症状に乏しい皮下膿瘍を見つけることが可能**
- **皮下膿瘍の適切な穿刺・切開部位を選択できる**
- 皮下膿瘍に対する超音波の感度は97.5％（95％CI：90.1〜99.5％），特異度は69.2％（95％CI：57.8〜72.4％）[2]である
- 身体所見に超音波検査を追加して行うことで，皮下膿瘍に対する陽性適中率は81％から93％に，陰性適中率は77％から97％に上昇する[3]

2) 壊死性筋膜炎

- 皮下組織の肥厚に加えて，**皮下に高エコー像（ガス像，図3 ➡），筋膜上に低エコー層の液体貯留を認める（図4 ➡）**
- 皮下組織肥厚と筋膜上の4 mm以上の低エコー域を層状に認めた場合は壊死性筋膜炎の診断において，感度88.2％，特異度93.3％だったという報告もある[4]
- 超音波検査はあくまでも定性的な判断にすぎないので，否定できない場合は手術や試験切開，またはその他の画像検査が必要となる

3) 化膿性筋炎・腱炎

- 炎症・浮腫を反映して筋肉や腱は腫大し，かつ全体的に低エコーとなり，周囲に液体貯留を認める
- 筋肉内に膿瘍やデブリエコーを認めることがある．その際の内部エコーはさまざまである

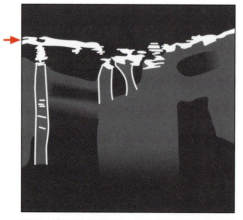

図3 壊死性筋膜炎における皮下のガス像（シェーマ）

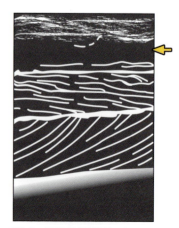

図4 壊死性筋膜炎における筋膜上の液体貯留（シェーマ）

3. 皮膚軟部組織

②感染性粉瘤

患者：40代男性
主訴：背部の腫れ，背部痛
現病歴：2週間前より背部の違和感，軽い疼痛を自覚していたがなかなか改善せず，痛みが強くなってきたため来院
既往歴：なし

使用するプローブ リニア型プローブ（表在型）

エコーのpoint
- 皮膚が隆起していることが多いためゼリーを多めに使用する
- 内部エコーは，内容物が液状であったり固形であったりさまざまなため多様である．多房性のこともある[1, 5]

エコーの限界
- 粉瘤と確定診断するためには病理学的検査が必要な場合もあるため注意する（疼痛を強く訴える場合には病理検査は行わない）

エコーの所見
- 粉瘤は辺縁が比較的明瞭で充実性（図），カラードプラやパワードプラを用いると血流の多い位置を同定できる[2, 3]

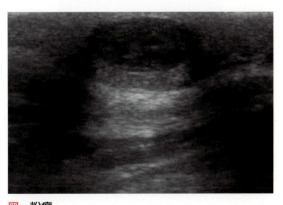

図　粉瘤
（文献6より転載　図は非感染性の粉瘤）

3. 皮膚軟部組織

③皮下異物

シナリオ
患者：20代男性
主訴：右大腿への釘の刺入・皮下異物
現病歴：建築業に従事しており，仕事中に誤って右大腿に業務用の釘を打ってしまい受診した
身体所見：右大腿前面に刺創を認める．体表からは異物は見えない

使用するプローブ リニア型プローブ（表在型 or コンベックス型プローブ）

エコーのpoint
- 皮下異物の存在診断，および摘出の際に位置を把握するための補助に用いる
- 異物が残存する深さに応じて適切なプローブを選択する必要がある[7]
- 超音波で同定できた皮下膿瘍の原因として異物のことがある

エコーの限界
- 異物の大きさや材質によっては診断が困難なことがある

エコーの所見
- 金属性物質の場合は，超音波ビームの反射が強いため，アコースティックシャドウを伴い，同定が容易（図）

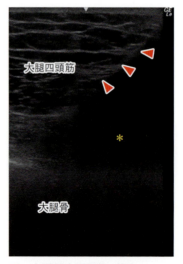

図　大腿部皮下異物（釘）
釘（▶），
アコースティックシャドウ（＊）．

4. 眼科領域
眼球エコーを行う前に
〜眼球エコーで生じる合併症に気をつける

エコーの注意点

①プローブやゼリーによる眼球の直接損傷を起こさないように配慮する

- しっかりと閉眼させて行う．意識障害などで閉眼が難しいときには，透明なフィルムやテープ（テガダーム™など）を貼り，ゼリーが眼球に直接接触しないようにする．この際テープにより眉毛や睫毛が抜けないように配慮する必要もある
- 眼球破裂の疑いがある場合や角膜直下の病変を評価する場合，特に多めのゼリーを使用して，プローブと眼瞼を直接接触させないことで眼球に直接圧力がかからないようにする
  ▶ 角膜直下など，プローブから近距離の構造物の観察は，ゼリーを多く使い，プローブが眼瞼に接しないようにして観察する方が評価しやすい

②眼球圧迫による眼球心臓反射を起こさないように配慮する

- 観察の際に眼球に圧をかけると，迷走神経反射による徐脈や失神（眼球心臓反射，oculocardiac reflex）を起こす可能性があるため注意する

③超音波による眼球への影響を最小限にするように配慮する

- 超音波の強度として I_{SPTA} が重要であるが，よりわかりやすい視標として熱的作用による指標のThermal index（TI），非熱的作用による指標のMechanical index（MI）がある[1]
- 米国FDAやカナダでは，TI＜1.0，MI＜0.23で検査を行うべきとしている[2,3]（表）[1]
- 可能な限り短時間で検査を終了する

表 TI，MIを下げる方法[1]

TI，MIを下げる （モードによらず共通）	・超音波出力を下げる ・ゲインを上げる
MI（Bモード）を下げる	・超音波の周波数を上げる
TI（Bモード以外）を下げる	・流速レンジを下げる ・照射時間を短縮する

エコーのpoint

①左右差を比較する

- 健側と比較することで些細な変化を見つけることができる

②眼を動かしてもらう

- 検査中に眼を動かしてもらうことで，視神経の走行が見やすくなったり，微量の硝子体出血や転位の乏しい水晶体脱臼を見つけやすくなるなど，診断に役立つことが多い
- 外傷による眼瞼腫脹により開眼できなくても，大まかな眼球運動の評価ができる

4. 眼科領域

① 頭蓋内圧亢進

患者：70代女性　　主訴：意識変容
現病歴：数日前からの頭痛と嘔気，前日からの異常行動のため救急外来を受診した
既往歴：未治療の高血圧
バイタルサイン：血圧265/135 mmHg，心拍数125回/分，JCS I-3R

使用するプローブ　リニア型プローブ（表在型）

エコーのpoint
- 頭蓋内圧の上昇は，脳脊髄液を介して視神経周囲のくも膜下腔に伝わり，視神経の浮腫や腫脹をきたす．**視神経鞘径（optic nerve sheath diameter：ONSD）の拡大から頭蓋内圧亢進の有無を推定することができる（感度90％，特異度85％）**[4,5]
- 超音波が視神経を横断するようにプローブの位置を調整する
- 眼球の正面より少し耳側に動かすと視神経鞘が見えてくる

エコーの限界　超音波所見のみで頭蓋内圧亢進を否定することはできない[4,6]

エコーの所見
- ONSDの測定は，**網膜縁から3 mm後方の位置で測定する**（図1, 2）
- 正常なONSDの上限は，**成人で5 mm，小児で4.5 mm，幼児では4 mm**といわれている[5]
- 頭蓋内圧亢進の際は，視神経円板の中に，高エコーの構造が見られることもある．これは"cresentsign"と呼ばれ，うっ血乳頭の存在を示唆するものである[5]　　（2章3④参照）

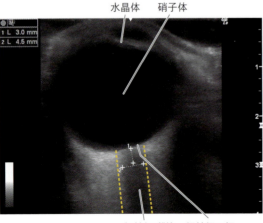

図1　ONSDの測定（正常）
ONSD = 4.5 mm．

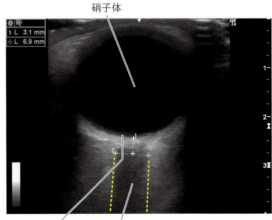

図2　ONSDの拡大
ONSD = 6.9 mm．

4. 眼科領域

②網膜剥離，後部硝子体剥離

シナリオ
患者：70代男性　　主訴：飛蚊症，視野欠損
現病歴：2〜3日前から飛蚊症が出現，増悪していた．本日になりカーテンが降りるように左眼の視野が欠けてきたため，救急外来を受診した
既往歴：近視

使用するプローブ　リニア型プローブ（表在型）

エコーのpoint
- 網膜剥離の診断では，超音波は感度97〜100％，特異度83〜100％と報告されている[7, 8]
- 中間透光体に混濁がある場合や眼底鏡に不慣れな場合など，眼底鏡で眼底を直接観察することが難しい場合には，超音波での眼底評価が有用になる
- さまざまな角度から眼球を観察し，広い範囲の網膜をみることで，見落としを減らせる

エコーの限界
- 網膜剥離の前段階の網膜裂孔は，病変が小さい場合には超音波で同定できないことがある

エコーの所見
- 剥離した網膜は，硝子体の中に浮遊する高輝度な膜様構造物として描出される（図1）
- 網膜剥離と後部硝子体剥離の鑑別点[9, 10]は下記となる
  ▶ 膜様構造が後部硝子体剥離の方が薄い（図2）
  ▶ 網膜剥離はゲインを下げてもしっかりと見える
  ▶ 硝子体剥離では，視神経円板の部位でも剥離が起こる．網膜剥離では，視神経円板の部位での剥離は生じない

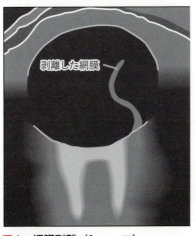

図1　網膜剥離（シェーマ）

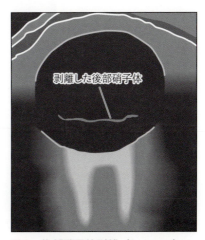

図2　後部硝子体剥離（シェーマ）

4. 眼科領域

③網膜中心動脈閉塞症

患者：60代男性

主訴：突然の片側性視力障害

現病歴：突然発症した片側性の視力低下を主訴に来院した．眼痛や流涙などの随伴症状はない．眼球の観察では球結膜の充血や瞳孔異常は認めなかった

既往歴：高血圧，糖尿病，脂質異常症

使用するプローブ リニア型プローブ（表在型）

エコーのpoint
- カラードプラを用いて，眼球直下の網膜内に，血流のある血管があるかを探す
- 健側と比較し**左右差があるかを評価する**

エコーの限界
- 超音波で除外することはできない
- カラードプラで**網膜血流を正確に評価するには経験が必要**であり[11]，臨床所見とあわせて評価する必要がある

エコーの所見
- 正常な血流がある網膜では，カラードプラで動脈・静脈の両者の血流が観察できる（**図**）
- **網膜中心動脈閉塞症では網膜内の動脈の血流が観察できない**
- 血流障害の所見の判断には，患側と健側を比較することが有用

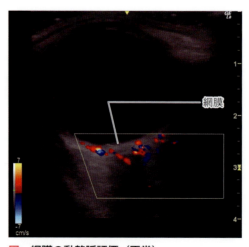

図 網膜の動静脈評価（正常）

4. 眼科領域

④眼球破裂

患者：20代男性
主訴：眼部打撲，眼痛
現病歴：大学の部活動で野球をしていた．バッターの打ったボールが左眼に直撃し，その直後から強い眼痛が出現した
身体所見：光覚弁

使用するプローブ リニア型プローブ（表在型）

- 眼球破裂症例では，強く圧迫すると破裂部から硝子体が眼球外に漏出してしまう
  ▸ 眼球破裂疑いの場合はゼリーを多く使用し，プローブの圧力が眼球にかからないようにする

エコーの限界 ● 破裂部位が小さいと超音波で診断することが難しい場合もある

エコーの所見
- 破裂した眼球は，健側と比較して大きさが小さくなり，辺縁が不整に描出される [12]
- 破裂部位では強膜の辺縁が不整になり，強膜の下にアコースティックシャドウが見られる（図）[10]
- 眼球破裂では，眼球の変形だけでなく，硝子体出血などの所見を合併することが多い [12]

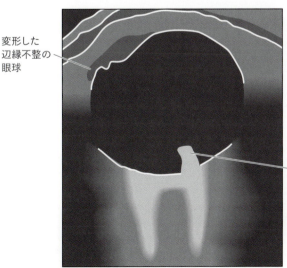

図　眼球破裂（シェーマ）

4. 眼科領域

⑤ 水晶体脱臼

患者：80代女性　　主訴：眼部打撲，視力低下
現病歴：路上で前方へ転倒した．転倒した際に左顔面を地面に打ちつけた．その後から左眼の視力が低下したため，救急外来を受診した
既往歴：左眼白内障（手術歴あり）

使用するプローブ リニア型プローブ（表在性）

エコーのpoint
- 健側の水晶体を確認する（図1）
- 水晶体が正常な位置から逸脱していることは比較的容易に同定できる[9, 12]

エコーの限界
- 脱臼が軽度の場合にはわかりにくいことがある

エコーの所見
- 脱臼した水晶体が硝子体の中に浮遊しているのが観察できる
- 脱臼した水晶体の位置によってpartial dislocation（図2）とcomplete dislocation（図3）に分類する[12]
- partial dislocationの場合，ある体位では水晶体が正常な位置にあっても，**患者の体位を変えたり眼を動かしたりすることで，水晶体の位置が変化し，脱臼の存在が明らかになることがある**[9]

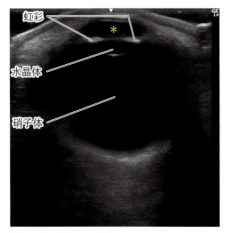

図1　水晶体（正常）
＊は前房．

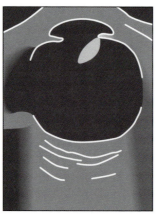

図2　partial dislocation
　　　（シェーマ）
水晶体はチン小帯の部分断裂により，亜脱臼をきたしている．

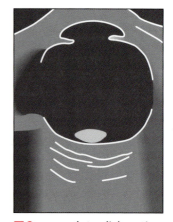

図3　complete dislocation
両側チン小帯が断裂し，水晶体は硝子体中に完全に脱落している．

4. 眼科領域

⑥ 硝子体出血

患者：80代男性　　主訴：眼部打撲，視力低下
現病歴：屋外で前方に転倒，眼部を打撲．その後から右眼の視力が低下したため救急外来を受診した
身体所見：眼瞼腫脹著明，開眼できず

使用するプローブ リニア型プローブ（表在型）

- 眼瞼の腫脹が強く，眼球が直接観察できない場合であっても，眼球エコーであれば，非侵襲的に眼球内の病変が観察できる [13]
- 硝子体出血がある場合は，眼底鏡で眼底や網膜を観察することが難しくなる
  ▶ 眼球エコーを行う，よい適応 [9]

エコーの限界
- 発症直後や小さな血腫の場合，通常のエコー設定では描出されないことがある
  ▶ ゲインを上げてくまなく観察する

エコーの所見
- 発症から数日以内の硝子体出血は，硝子体内のわずかな輝度変化として描出される．病変は眼球運動にあわせて移動して見える（可動性がある）[9, 12]
- 外傷による硝子体出血では，眼球異物や網膜剥離，硝子体剥離などの**他病態が合併していないか評価することが重要である** [12]
- 時間が経過すると，血腫は硝子体内の膜様構造となり，病変の可動性は失われる（図➡）．この時期になると，網膜剥離や硝子体剥離のときと似た所見になる [9]

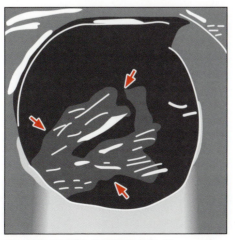

図　時間の経過した硝子体出血（シェーマ）

4. 眼科領域

⑦眼内異物

患者：30代男性　　主訴：眼痛

現病歴：金属加工工場に勤務．作業中に右眼に何かが当たり，眼痛のため開眼ができなくなったため，救急外来を受診．作業中に防御ゴーグルは装着していなかったとのこと

既往歴：特になし

使用するプローブ リニア型プローブ（表在型）

エコーのpoint
- 眼内異物は超音波で比較的容易に，かつ明瞭に描出しやすい
- 異物が**眼球内にあるのか，眼球後方の組織内（眼球の外）にあるのか**を判別することが治療方針決定に重要なポイントになる[2]

エコーの限界
- 異物が眼球後方の脂肪組織内にはまり込んでしまうと，異物と周辺組織との判別が難しくなる場合がある（orbital "white-out"）[12]
  ▶ 明らかに異物を疑うが，超音波で描出されない場合や異物の位置の判別が難しい場合には，CTやMRIなど他の画像検査での評価を行う

エコーの所見
- 典型的には，異物は眼球組織内にcomet tailを伴う高エコーとして描出される[12]（図1➡）
- カラードプラを用いると異物やcomet tailの輪郭がより明瞭となる（図2➡）
- 異物の性状（金属かそれ以外か，木など）によっては，超音波で描出される所見が異なる[12]

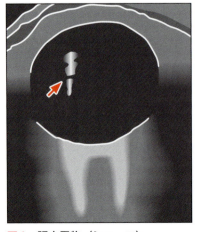

図1　眼内異物（シェーマ）

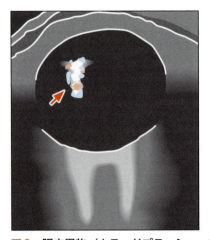

図2　眼内異物（カラードプラ，シェーマ）

5. 耳鼻咽喉科領域

①副鼻腔炎（上顎洞炎）

シナリオ
患者：20代男性
主訴：2週間続く湿性咳嗽と前日からの発熱
現病歴：2週間前に上気道炎症状が3日間持続．その後いったん軽快傾向となったが，1週間前より鼻汁，湿性咳嗽が増悪してきた．前日から38℃台の発熱もあり救急受診となった
身体所見：右頰部（上顎洞付近）に軽度圧痛を認める

使用するプローブ セクタ型プローブ（心エコー用）

エコーのpoint
- 半坐位とし，上顎洞であれば頰部に，前頭洞であれば前額部にプローブを当てる
- 副鼻腔後壁（今回のケースでは上顎洞後壁）が少しでも見えれば陽性である

エコーの限界
- 副鼻腔液体貯留≠副鼻腔炎，のこともある（貯留した液体が必ずしも膿ではない）
- 篩骨洞，蝶形骨洞の評価はできない（解剖学的な制約）

エコーの所見
- 上顎洞後壁と外側壁，内側壁の一部が描出される[1]（図）
- 上顎洞外側壁・後壁・内側壁がすべて描出される像をcomplete sinusogramと呼び，部分的に描出される像をincomplete/partial sinusogramと呼ぶ
- CT上上顎洞に液体が充満，もしくはair-fluid levelを呈する液体貯留に対して，感度は100％（95％CI：94.9〜100％）といわれる[2]

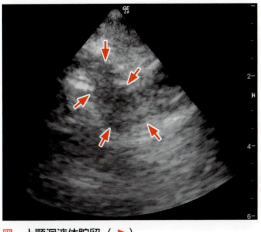
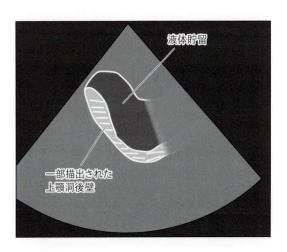

図　上顎洞液体貯留（→）

5. 耳鼻咽喉科領域

②唾石症と顎下腺炎

患者：40代男性　　主訴：食後の右顎下腺部の痛み

現病歴：以前より時折食後に右顎下腺部の痛みが出現していたが自然に改善していた．本日夕食後より同様の症状が出現し，改善がないため救急受診となった

身体所見：右顎下腺部に圧痛あり，腫脹あり

使用するプローブ リニア型プローブ（表在型）

エコーのpoint
- 双手診（口腔内と口腔外からの触診）で唾石のおおよその検討をつけ，位置を推定してその部位を中心にプローブを当てる．もしくは唾石症発生率の高い**顎下腺からWharton管移行部付近を中心に**，下顎骨下縁から下顎骨内側を見上げるように当てる（**図1**）
- 顎下腺やWharton管内の高エコー像を探す

エコーの限界
- 慣れを要するので，検者の技量に左右される
- 唾石症の発生場所によっては描出が困難であり，また感度の問題もあり，はっきりしない場合はCTなどが必要になる

エコーの所見
- 顎下腺の唾石症では顎下腺とWharton管の拡張を認める
- 顎下腺の唾石症ではWharton管内に高エコー像を認めることがある（**図2**）
- 顎下腺炎を合併していれば，顎下腺はやや低エコーとなり腫大している像が認められる
- 2 mmより大きい顎下腺の唾石は超音波で90％以上で見つけられるともいわれるが[3]，感度70％ともいわれる[4]

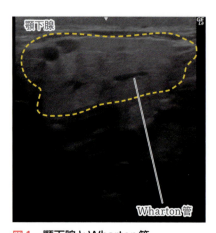

図1　顎下腺とWharton管

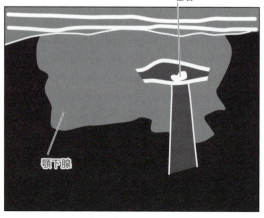

図2　Wharton管の唾石

5. 耳鼻咽喉科領域

③扁桃周囲膿瘍

患者：10代女性
主訴：咽頭痛，嚥下障害
現病歴：数日前から咽頭痛，発熱あり．前日から唾液を飲みこむのもつらくなり，救急受診した
身体所見：軽度の開口障害あり，嗄声あり

使用するプローブ リニア型プローブ（表在型）

- 描出方法は，①顎下アプローチ，②オトガイ下（中央）アプローチがあり，ともに仰臥位頸部伸展位で行う[5]
- 呼吸状態不良の場合や気道閉塞のおそれがある場合は，半坐位や坐位で行う
- 顎下アプローチは下顎角内側で矢状断にプローブを当てる長軸法と，同様に**下顎角内側で下顎骨に平行に下顎骨下にもぐりこませるようにプローブを当てる短軸法**の2つがある[5]
- オトガイ下アプローチはオトガイ下で下顎骨裏に向けて横向きにプローブを当てる[5]
- オトガイ下アプローチでは両側の扁桃を同時に描出できる[5]
- 健側と比較することが重要である
- 口腔内から走査する専用のプローブがあれば，超音波ガイド下膿瘍穿刺に役立つ[6]

エコーの限界 扁桃周囲膿瘍を疑ったが扁桃周囲に所見を認めない場合や，扁桃と連続しない膿瘍を認めた場合は，診断のためだけでなく炎症の広がりを把握するためにも造影CTが必要となる．また，急性喉頭蓋炎などその他の致死的咽頭痛疾患も考慮する必要がある

エコーの所見
- 顎下アプローチでは顎下腺の後方に扁桃を認める[5]（図1）
- オトガイ下アプローチでは舌の後方に左右扁桃を認める[5]（図2）
- 正常の扁桃は，2 cm未満，内部は線状の構造物を認める[5]
- 扁桃炎では，2 cm以上に腫大した扁桃を認める[5]（図3）．時に内部にさまざまなエコー輝度の液体貯留を認めることがあり，扁桃内膿瘍を示唆する[5]（図4）
- 扁桃周囲炎では，腫大した扁桃に加えて，周囲の軟部組織の腫大とエコー輝度の増加を認める[5]
- **扁桃周囲膿瘍では，典型的には扁桃の後外側に，明瞭な壁をもつ内部無～低エコーの膿瘍形成を認める**[5]（図5）
- 副咽頭間隙膿瘍では，扁桃の後方や外側に扁桃とは連続しない膿瘍を認める[5]

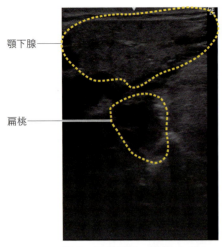

図1　正常扁桃（顎下アプローチ）

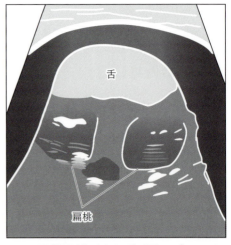

図2　正常扁桃（オトガイ下アプローチ，シェーマ）

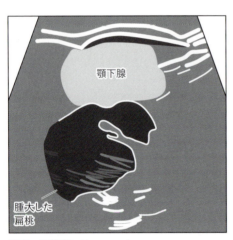

図3　扁桃炎（シェーマ）

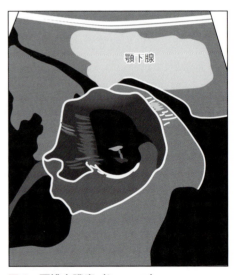

図4　扁桃内膿瘍（シェーマ）
内部エコーはさまざまな輝度を示す.

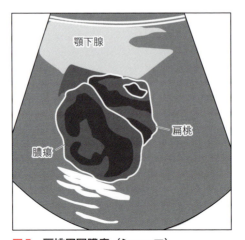

図5　扁桃周囲膿瘍（シェーマ）

6. 泌尿器科領域

①尿管結石・水腎症

シナリオ
患者：30代男性　　主訴：左腰背部痛
現病歴：今朝左腰背部の激痛で目が覚めた．起床後嘔吐2回あり．痛みが改善しないため救急受診となった
身体所見：左肋骨脊柱角叩打痛あり

使用するプローブ コンベックス型プローブ（腹部エコー用）

エコーのpoint
- 尿管結石そのものではなく，**間接所見である水腎症**もあわせて探す
- 水腎症の同定と同時に，**腹部大動脈瘤などその他の疾患を除外する**ことが重要である
- 尿管結石に対するgold standardは単純CTだが，超音波検査をまず行い，超音波で結石や水腎症がはっきりしない場合に選択的にCT検査を行う[1]

エコーの限界
- 尿管結石を同定することへの感度は低い（感度37〜64％）[2]
- extrarenal pelvis（腎外腎盂）といって正常でも腎盂が拡張しているように見えることがある（〜10％）．左右の比較ができない場合や初回発作，高齢者では，腫瘍性病変の除外のためCT検査で尿路閉塞機転を確認する

エコーの所見
- 尿管結石の患者では**水腎症の超音波所見**を認める（感度74〜85％）（図1）[2]
  ▶ 腎盂，腎杯は中心部エコー（central echo complex：CEC）と呼ばれる高エコー域だが，水腎症では内部に低エコー域が認められるようになる
- **アコースティックシャドウを伴う尿管結石**を膀胱尿管移行部（図2）や腎盂尿管移行部（図3）に認める
  ▶ 中部尿管の尿管結石は見つけることが困難だが，結石が嵌頓することが多い膀胱尿管移行部などの下部尿管や上部尿管は結石がないか注意深く探す
- **twinkling artifact**という，結石周囲にカラードプラを当てると赤色と青色がきらきらと光るように見える所見も結石を探す際に参考になる（感度86.8％，図4, 5）[3]
  ▶ より近位，より大きいサイズの結石の場合に認められやすいという報告もあるが[3]，別の報告では中部尿管に嵌頓している結石に認めやすいという報告もある[4]
- **ureteral jet**（尿管から膀胱内への尿の流出をカラードプラで見たもの，通常は1〜12回/分）の消失（図6）・減弱や，時には持続的な流出を認める

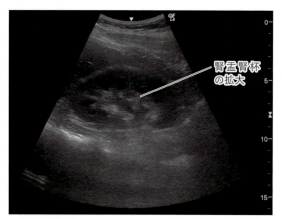

図1　水腎症

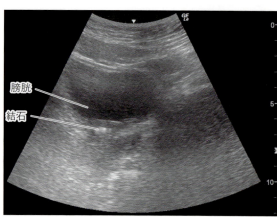

図2　膀胱尿管移行部の尿管結石

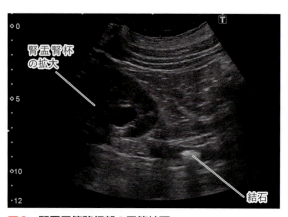

図3　腎盂尿管移行部の尿管結石

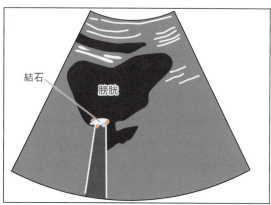

図4　twinkling artifact grade 1（シェーマ）
図2のカラードプラ．

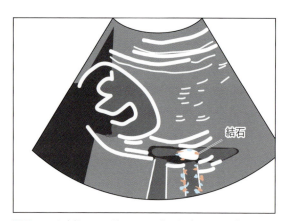

図5　twinkling artifact grade 2（シェーマ）
図3のカラードプラ．カラードプラでは結石のみでなくアコースティックシャドウ全体にわたって強調されることもある．

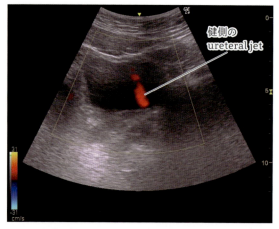

図6　右膀胱尿管移行部の尿管結石患者におけるureteral jetの消失（見えているureteral jetは健側のものである）

6. 泌尿器科領域

②神経因性膀胱：残尿量測定

シナリオ
患者：80代男性
主訴：排尿困難
現病歴：以前から腰痛で近医整形外科通院中だが，2週間ほど前から腰痛が増悪し，1週間前から下肢の力の入りづらさを自覚していた．前日から歩行困難となり，排尿困難となったため救急受診となった
身体所見：右下肢 L4，L5 領域の運動・感覚障害

使用するプローブ コンベックス型プローブ（腹部エコー用）

エコーのpoint
- 排尿直後に下腹部横走査と縦走査で膀胱を描出し，横走査で縦（cm）と横（cm）を，縦走査で高さ（cm）を計測する

$$推定残尿量（mL）= 縦（cm）× 横（cm）× 高さ（cm）× 1/2$$

エコーの限界
- より正確な残尿量を求める必要がある場合には導尿して実測する
- 前立腺肥大による残尿との鑑別はときに困難である

エコーの所見
- 下腹部横走査で膀胱の縦（cm）と横（cm）の長さを計測する（図1）
- 下腹部縦走査で膀胱の高さ（cm）を計測する（図2）
  ▶ 長径・短径・前後径を用いて推定残尿量を求めてもよい

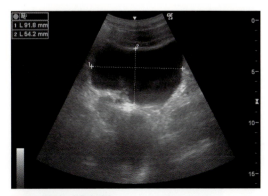

図1 膀胱（横走査）
縦 5.42 cm，横 9.18 cm．

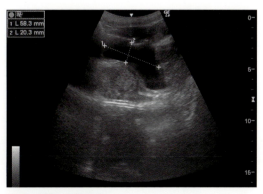

図2 膀胱（縦走査）
高さ 5.8 cm．

6. 泌尿器科領域

③ 精巣捻転（急性陰嚢痛）

患者：10代男性　主訴：左陰嚢痛
現病歴：朝4時頃，突然の左陰嚢〜下腹部痛で目が覚めた．その後痛みの改善なく救急受診となった
身体所見：左陰嚢腫大・圧痛あり，左精巣高位・横位，左挙睾筋反射（cremasteric reflex）陰性

使用するプローブ リニア型プローブ（表在型）

エコーのpoint
- 仰臥位で陰嚢の下にタオルなどを置いて検査を行う
- 健側でカラードプラの調整を行うことが非常に重要である
- カラードプラで血流の左右差を確認することが重要である

エコーの限界
- 超音波で完全に除外することはできないことを肝に銘じる

エコーの所見
- 患側精巣（表面，内部）の血流低下〜消失を認める（図1）
- 初期には血流低下がはっきりしない場合があるため（精巣捻転は静脈血流から低下しうっ滞する），両側のカラードプラを比較する
  ▶ 健側，患側精巣の両方に同時にプローブを当てて，一画面に両方表示すると血流の左右差がわかりやすい
  ▶ 静脈血流をドプラで評価することもある
- 時間が経過すると精巣内部のエコーが不均一となる
- さまざまな形の捻れた精索（whirlpool sign，図2）[5] を腫大した精巣上体と間違えやすいので注意する

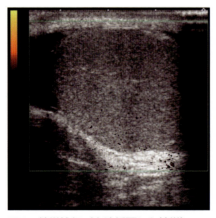
図1　精巣捻転（血流低下した精巣）

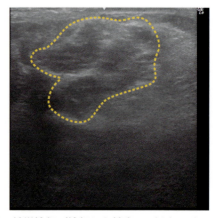
図2　精巣捻転（捻転した精索：whirlpool sign）

6. 泌尿器科領域

④精巣上体炎・精巣炎

患者：40代男性　　主訴：右陰嚢痛

現病歴：昨夜，悪寒戦慄と発熱あり．今朝から右陰嚢痛を自覚し，救急受診となった

身体所見：右精巣周囲（精巣上体）の圧痛あり，挙睾筋反射あり，精巣圧痛なし，陰嚢発赤あり

バイタルサイン：体温 39.5℃

使用するプローブ リニア型プローブ（表在型）

エコーのpoint
- 精巣捻転を疑う所見がないことを確認する
- 仰臥位で陰嚢の下にタオルなどを置いて検査を行う

エコーの限界
- 慣れを要するので施行者の技量と経験に左右される

エコーの所見
- カラードプラで**精巣上体の腫大，精巣上体・精巣の血流増加**を認める（図）
- カラードプラで精巣の血流低下・消失を認めない

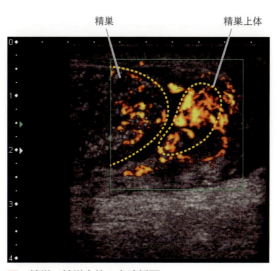

図　精巣・精巣上体の血流低下

6. 泌尿器科領域

⑤ 精巣垂捻転

患者：10歳男児　　主訴：右陰嚢痛
現病歴：今朝から右陰嚢の痛みがあり救急受診
身体所見：精巣上部に限局した硬結・圧痛あり，精巣の圧痛なし，挙睾筋反射陽性
バイタルサイン：体温 36.5℃

使用するプローブ リニア型プローブ（表在型）

エコーのpoint
- 仰臥位で陰嚢の下にタオルなどを置いて検査を行う
- 硬結，圧痛部位を確認した後に超音波でみる
- **精巣や精巣上体に接して，低エコーの腫瘤を認める**
- **精巣捻転を疑う所見（カラードプラでの精巣表面や内部の血流低下，消失）を認めない**

エコーの限界
- 慣れを要するので，施行者の技量に左右される

エコーの所見
- 硬結や圧痛部位に一致して，精巣や精巣上体に接して低エコーの小腫瘤を認める（図➡）
- カラードプラで精巣の血流低下・消失を認めない

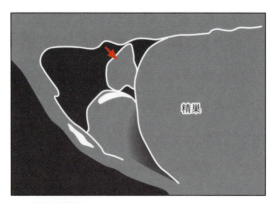
図　精巣垂捻転

6. 泌尿器科領域

⑥精巣破裂・挫傷（陰嚢外傷）

シナリオ
患者：10代男性
主訴：陰嚢痛
現病歴：自転車で走行中にハンドル操作を誤りガードレールに激突．その際に股間をサドルにぶつけてしまい，その後より陰嚢痛が出現してきたため救急受診となった
身体所見：陰嚢腫大あり，陰嚢・精巣に圧痛あり

使用するプローブ リニア型プローブ（表在型）

エコーのpoint
- 仰臥位で陰嚢の下にタオルなどを置いて検査を行う
- 治療方針決定のうえで，白膜の断裂があるかないかが最大のポイントである

エコーの限界
- 超音波では白膜の断裂が不明瞭のこともあり，完全には除外できない．追加でMRI検査を行うこともある．また，精巣破裂の疑いが強ければ手術で確定診断となることもある

エコーの所見
- 白膜の不連続を認める（図）
- 精巣内部の不均一（⇨），低エコー（→）や（血腫や挫傷），精巣を縦断するような低エコー域（精巣断裂）を認める（図）

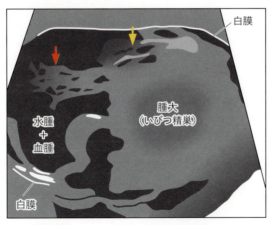

図 精巣破裂

6. 泌尿器科領域

⑦虚血性 / 非虚血性持続陰茎勃起症

シナリオ

患者：20代男性
主訴：持続的な勃起
現病歴：昨夜自転車でガードレールに衝突し，会陰部を打撲した．今朝より勃起が持続しているが，痛みはない
内服薬：なし
身体所見：陰茎は不完全に勃起している，陰茎海綿体脚部の圧迫により勃起が消退する

使用するプローブ リニア型プローブ（表在型）

エコーのpoint
- 仰臥位で陰茎にプローブを当てて，**陰茎海綿体**を描出する
- 非虚血性持続勃起症ではカラードプラで血液の乱流を認める
- 虚血性持続勃起症では海綿体動脈の拍動が消失し，陰茎海綿体の血流が低下〜消失する

エコーの限界
- 感度不十分のため超音波だけでなく，**陰茎海綿体から吸引した血液**を利用した**血液ガス分析**も合わせて評価する

エコーの所見
- 非虚血性持続勃起症では，カラードプラで**陰茎海綿体の血流は保たれ**，**陰茎海綿体動脈の破綻部位を乱流**として認める（**図**）6)
- 虚血性持続勃起症では，カラードプラで**陰茎海綿体動脈の拍動消失**と**陰茎海綿体の血流低下〜消失**を認める

陰茎海綿体
乱流のドプラ

図　非虚血性勃起持続症

7. 産婦人科領域

①異所性妊娠破裂

患者：20代女性　　**主訴**：下腹部痛，意識消失

現病歴：2日前から少量の性器出血あり．今朝突然の下腹部痛が出現し，トイレに向かったところ途中で意識消失してしまったため，救急受診となった

月経歴：最終月経は2カ月前

身体所見：下腹部に圧痛，反跳痛あり，筋性防御は乏しい　　**検査所見**：尿妊娠定性検査（＋）

使用するプローブ コンベックス型プローブ（腹部エコー用），経腟エコー用プローブ

エコーのpoint
- 急性腹症 ＋ 尿妊娠定性検査陽性 ＋ 子宮内妊娠（−）＋ 腹水
  →異所性妊娠破裂を疑って産婦人科コンサルト！（ショックの合併では輸血オーダーも）
- 妊娠6週以降で妊娠定性検査陽性かつ経腹法で子宮内妊娠（−）であれば異所性妊娠を疑う
- 救急医による超音波検査（経腹法，経腟法，もしくは両方）は異所性妊娠に対して**感度99.3％**（95％CI：96.6〜100％），**陰性適中率99.96％**（95％CI：99.6〜100％）と報告されている[1]
- 経腟法では経腹法よりも7〜10日ほど早期から腹腔内出血を疑う所見が認められる

エコーの限界
- Point of Careでは経腹法のみである

エコーの所見
- Douglas窩を中心として骨盤底にエコーフリースペースを認める（図1）
- 子宮内は空虚である（図1）
- 子宮外にGS（gestational sac：胎嚢）＋胎芽を伴うtubal ringを認める（図1，後述）

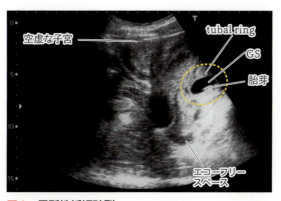

図1　異所性妊娠破裂

子宮内妊娠と異所性妊娠における超音波所見

1）子宮内妊娠

- 妊娠週数別の超音波所見を表1に示す
- 原則，子宮内妊娠（＋）であれば異所性妊娠の除外となる
- 不妊治療（特に体外受精）では1％の確率で子宮内外同時妊娠が起こる
- 子宮内妊娠の所見は，GS（gestational sac：胎嚢，図2）＋yolk sac（原始卵黄嚢，図3），GS＋embryo（胎芽，図4）である
- DDS（double decidual sign，図4）も子宮内妊娠を強く疑う所見であるが約半数でしかみられない
- 異所性妊娠の最大20％では，pseudo GSという子宮内にGS様の低エコー域を認めることがある（図1）
  - ▶ GSとpseudo GSの鑑別のポイントは，正常のGSで認めるDDSやwhite ring（高エコーの明瞭な辺縁）などがないこと，pseudo GSは子宮中央に位置することがある

表1　妊娠週数と正常子宮内妊娠の超音波所見

妊娠週数	超音波所見	
	経腟法	経腹法
4〜5週	intradecidual sac	所見なし
5週	GS ± DDS	所見なし
5〜6週	yolk sac ± embryo	GS ± DDS
6週	胎児心拍	yolk sac ± embryo
7週	胎児体幹部/頭部	胎芽＋胎児心拍

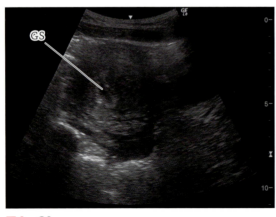

図2　GS

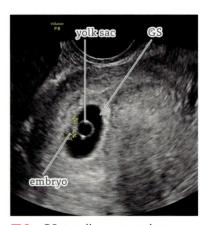

図3　GS + yolk sac + embryo

2）異所性妊娠

- 異所性妊娠は卵管膨大部に最も多いため，**卵巣と子宮の間に付属器腫瘤がないか注意深く探す**
- 付属器腫瘤は**最大85％**の症例で認める
- **子宮外にGS＋yolk sac/embryoを認める場合に異所性妊娠が確定する**（図1）
- **tubal ring**とは，高エコーの太い縁をもつ円形の低エコー域を示し，異所性妊娠を疑う（図1）

3）異所性妊娠における腹水貯留

- Douglas窩にエコーフリースペース（腹水貯留）を認める（図1）
- Douglas窩に腹水がはっきりしない場合に他の部位に腹水を認める場合もあること，またMorrison窩などに腹水を認める場合は異所性妊娠の可能性が高くなるため，**必ず腹腔内すべてを調べる**
- **腹水の量が多いほど異所性妊娠の可能性は高くなる**（表2）
- **等〜高エコー像があると異所性妊娠破裂の可能性が高くなる**が，卵巣出血の可能性も否定できない
- **腹水（＋）≠異所性妊娠破裂である**
- 子宮後下壁1/3未満に接する少量の腹水は正常範囲内である
- 異所性妊娠で腹水を全く認めないのは1/3以下である

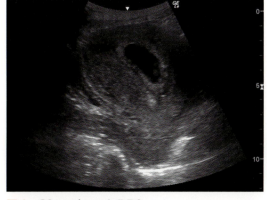

図4　GS+embryoとDDS

表2　超音波所見と異所性妊娠の可能性

超音波所見	異所性妊娠の可能性
Douglas窩の腹水（量問わない）	52％
骨盤内腫瘤	75％
Douglas窩の腹水（中等量以上）	86％
卵管内にGS（tubal ring）	＞95％
骨盤内腫瘤＋腹水	97％
Morrison窩に腹水	〜100％

（文献2より引用）

7. 産婦人科領域

②卵巣茎捻転

患者：24歳女性　　主訴：急な右下腹部痛と嘔吐

現病歴：2時間前に突然発症した右下腹部痛と嘔吐を主訴に救急外来を受診．下痢や性器出血は認めていない

既往歴：特になし

妊娠・月経歴：妊娠，出産歴なし，3カ月以内の性交渉なし．最終月経約20日前，性感染症（sexually transmitted disease：STD）の既往なし

身体所見：右下腹部に反跳痛あり，筋性防御なし

使用するプローブ コンベックス型プローブ（腹部エコー用）

エコーのpoint
- 5 cm以上の付属器腫瘤がないか骨盤部を丹念に探す
  ▶ 排尿前の方が骨盤部を探索しやすいことが多い
  ▶ 腸管ガスが多くて描出不良の場合は，プローブで少し圧迫しながら腸管をどかすように動かすと見えるようになることがある
- 成人例の最大20％，小児の50％以上の症例では正常卵巣であり，**正常卵巣であることは卵巣茎捻転の除外にならない**

エコーの限界
- **卵巣茎捻転における超音波の感度は約70〜80％**[3,4]であり，超音波では完全に除外できないことを肝に銘じる
- カラードプラで血流を認めることでは完全に除外できない

エコーの所見
- 骨盤部に5 cm以上の付属器腫瘤を認める（図）
  ▶ 83〜93％の症例で5 cm以上の付属器腫瘤を認める
- 卵巣の血流は減弱〜消失していることが多いが，血流が正常であることによる除外はできない
- **最大60％の患者でカラードプラが正常である**[2]
- 初期には静脈血流の低下，拡張期動脈血流の低下を認める[7]
- 捻れた血管を認めることがある（whirlpool sign）
- 卵巣腫瘍を94％の症例で認める
  ▶ 奇形腫は超音波で見つけにくいこともあるので注意

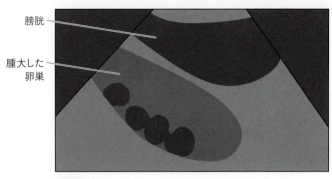

図　卵巣茎捻転
膀胱を通してその背側を観察すると，腫大した卵巣を認める．

📡 骨盤部エコー検査のポイント（経腹法）

- **膀胱を満たしておく**（尿の採取は可能であれば超音波検査後に行う）
    - ▶膀胱を通して骨盤部中央，骨盤部の左右の観察を行う
- 膀胱が満たされていない場合
    - ▶**プローブで腹部を軽く押しながら**，その他構造物を圧排するイメージで観察する
- 卵巣・付属器の探し方のポイントは

    上記に加えて，
    - ▶子宮の周囲をくまなく探す（横走査＋縦走査）
    - ▶腸骨静脈の外側，内腸骨動脈の前方を1つのランドマークにする
    - ▶卵巣内の小嚢胞を探す（経腹法では見えないことも多い）

文献・参照文献

2. 筋骨格系

1) Joshi N, et al：Diagnostic accuracy of history, physical examination, and bedside ultrasound for diagnosis of extremity fractures in the emergency department：a systematic review. Acad Emeg Med, 20：1-15, 2013
2) Platon A, et al：Occult fractures of the scaphoid：the role of ultrasonography in the emergency department. Skeletal Radiol, 40：869-875, 2011
3) Fathi M, et al：Ultrasound-guided hematoma block in distal radial fracture reduction：a randomised clinical trial. Emerg Med J, 32：474-477, 2015
4) Lovallo E, et al：Novel use of ultrasound in the ED：ultrasound-guided hematoma block of a proximal humeral fracture. Am J Emerg Med, 33：130. e1-e2, 2015
5) Hartgerink P, et al：Full-versus partial-thickness Achilles tendon tears：sonographic accuracy and characterization in 26 cases with surgical correlation. Radiology, 220：406-412, 2001
6) Kotnis R, et al：Dynamic ultrasound as a selection tool for reducing achilles tendon reruptures. Am J Sports Med, 34：1395-1400, 2006
7) Vieira RL & Levy JA: Bedside ultrasonography to identify hip effusions in pediatric patients. Ann Emerg Med, 55：284-289, 2010
8) Kocher MS, et al: Differentiating between septic arthritis and transient synovitis of the hip in children: an evidence-based clinical prediction algorithm. J Bone Joint Surg Am, 81: 1662-1670, 1999
9) Plumb J, et al：The role of ultrasound in the emergency department evaluation of the acutely painful pediatric hip. Pediatr Emerg Care, 31：54-61, 2015
10)「Ma and Mateer's Emergency Ultrasound, 3rd edition」(Ma OJ, et al), McGraw-Hill, 2014
11)「超音波でわかる運動器疾患」(皆川洋至/著), メジカルビュー社, 2010

3. 皮膚軟部組織

1)「体表臓器超音波診断ガイドブック」(尾本きよか/編), pp30-33, 南江堂, 2016
2) Iverson K, et al：The effect of bedside ultrasound on diagnosis and management of soft tissue infections in a pediatric ED. Am J Emerg Med, 30：1347-1351, 2012
3) Squire BT, et al：ABSCESS：applied bedside sonography for convenient evaluation of superficial soft tissue infections. Acad Emerg Med, 12：601-606, 2005
4) Yen ZS, et al：Ultrasonographic screening of clinically-suspected necrotizing fasciitis. Acad Emerg Med, 9：1448-1451, 2002
5) Yuan WH, et al：Differences in sonographic features of ruptured and unruptured epidermal cysts. J Ultrasound Med, 31：265-272, 2012
6) 赤間智範：症例16 顔面の常色結節．レジデントノート増刊, 17：2621-2624, 2015
7)「全科の救急エコー"虎の巻"」(杉山髙/著), pp214-217, 井上書林, 2000
8)「Ma and Mateer's Emergency Ultrasound, 3rd edition」(Ma OJ, et al), McGraw-Hill, 2014

4. 眼科領域

1) 日本超音波医学会：超音波診断装置の安全性に関する勧告や資料．
 https://www.jsum.or.jp/committee/uesc/materials.html
2) U.S. Food and Drug Administration：Guidance for Industry and FDA Staff-Information for Manufacturers Seeking Marketing Clearance of Diagnostic Ultrasound Systems and Transducers.
 http://www.fda.gov/RegulatoryInformation/Guidances/ucm070856.htm
3) Health Canada：Guidelines for the Safe Use of Diagnostic Ultrasound.
 http://www.hc-sc.gc.ca/ewh-semt/pubs/radiation/01hecs-secs255/index-eng.php
4) Dubourg J, et al：Ultrasonography of optic nerve sheath diameter for detection of raised intracranial pressure：a systematic review and meta-analysis. Intensive Care Med, 37：1059-1068, 2011
5)「Ma and Mateer's Emergency Ultrasound, 3rd edition」(Ma OJ, et al), p582, McGraw-Hill, 2013
6) Roboel PH, et al：Intracranial Pressure Monitoring：Invasive versus Non-Invasive Methods-A Review. Crit Care Res Pract, 950393, 2012
7) Vrablik ME, et al：The diagnostic accuracy of bedside ocular ultrasonography for the diagnosis of retinal detachment：a systematic review and meta-analysis. Ann Emerg Med, 65：199-203, 2015
8) Jacobsen B, et al：Retrospective Review of Ocular Point-of-Care Ultrasound for Detection of Retinal Detachment. West J Emerg Med, 17：196-200, 2016
9) De La Hoz Polo M, et al：Ocular ultrasonography focused on the posterior eye segment：what radiologists should know. Insights Imaging, 7：351-364, 2016

10) Blaivas M：Bedside emergency department ultrasonography in the evaluation of ocular pathology. Acad Emerg Med, 7：947-950, 2000
11) Riccardi A, et al：Embolic Central Retinal Artery Occlusion Detected with Point-of-care Ultrasonography in the Emergency Department. J Emerg Med, 50：e183-e185, 2016
12) Fielding JA：The assessment of ocular injury by ultrasound. Clin Radiol, 59：301-312, 2004
13) 「Ma and Mateer's Emergency Ultrasound, 3rd edition」(Ma OJ, et al), McGraw-Hill, 2014

5. 耳鼻咽喉科領域

1) Lichtenstein D, et al：The "sinusogram", a real-time ultrasound sign of maxillary sinusitis. Intensive Care Med, 24：1057-1061, 1998
2) Hilbert G, et al：Comparison of B-mode ultrasound and computed tomography in the diagnosis of maxillary sinusitis in mechanically ventilated patients. Crit Care Med, 29：1337-1342, 2001
3) Fazio SB, et al：Salivary gland stones. UpToDate, 2016
4) Schwarz D, et al：Comparative analysis of sialendoscopy, sonography, and CBCT in the detection of sialolithiasis. Laryngoscope, 125：1098-1101, 2015
5) Bandarkr AN, et al：Tonsil ultrasound：technical approach and spectrum of pediatric peritonsillar infections. Pediatr Radiol, 46：1059-1067, 2016
6) Costantino TG, et al：Randomized trial comparing intraoral ultrasound to landmark-based needle aspiration in patients with suspected peritonsillar abscess. Acad Emerg Med, 19：626-631, 2012
7) 「体表臓器超音波診断ガイドブック」(尾本きよか/編), pp30-33, 南江堂, 2016
8) 「Ma and Mateer's Emergency Ultrasound, 3rd edition」(Ma OJ, et al), McGraw-Hill, 2014

6. 泌尿器科領域

1) Smith-Bindman R, et al：Ultrasonography versus computed tomography for suspected nephrolithiasis. N Engl J Med, 371：1100-1110, 2014
2) Sidhu R, et al：Renal colic. Ultrasound Clin, 3：159-170, 2008
3) Sen V, et al：Can Doppler ultrasonography twinkling artifact be used as an alternative imaging modality to non-contrast-enhanced computed tomography in patients with ureteral stones? A prospective clinical study. Urolithiasis. 2016 May 12. [Epub ahead of print]
4) Ripollés T, et al：Sonographic diagnosis of symptomatic ureteral calculi：usefulness of the twinkling artifact. Abdom Imaging, 38：863-869, 2013
5) Vijayaraghavan SB：Sonographic differential diagnosis of acute scrotum：real-time whirlpool sign, a key sign of torsion. J Ultrasound Med, 25：563-574, 2006
6) 佐々木春明：持続勃起症. 救急医学, 36：1827-1833, 2012
7) 「Ma and Mateer's Emergency Ultrasound, 3rd edition」(Ma OJ, et al), McGraw-Hill, 2014

7. 産婦人科領域

1) Stein JC, et al：Emergency physician ultrasonography for evaluating patients at risk for ectopic pregnancy：a meta-analysis. Ann Emerg Med, 56：674-683, 2010
2) 「Ma and Mateer's Emergency Ultrasound, 3rd edition」(Ma OJ, et al), McGraw-Hill, 2014
3) Naiditch JA, et al：The positive and negative predictive value of transabdominal color Doppler ultrasound for diagnosing ovarian torsion in pediatric patients. Ann Emerg Med, 48：1283-1287, 2013
4) Rostamzadeh A, et al：Diagnostic efficacy of sonography for diagnosis of ovarian torsion. Pak J Med Sci, 30：413-416, 2014
5) Tulandi T, et al：Ectopic regnancy：Clinical manifestations and diagnosis. UpToDate, 2016
6) Laufer MR, et al：Ovarian and fallopian tube torsion. UpToDate, 2015
7) Sohoni A, et al：Bedside ultrasonography for obstetric and gynecologic emergencies. Crit Care Clin, 30：207-226, 2014
8) Amirbekian S & Hooley RJ：Ultrasound evaluation of pelvic pain. Radiol Clin North Am, 52：1215-1235, 2014
9) Mashiach R, et al：Sonographic diagnosis of ovarian torsion：accuracy and predictive factors. J Ultrasound Med, 30：1205-1210, 2011

4章
侵襲的処置の補助的検査としての救急超音波診

1. 内頸静脈穿刺

まず押さえておきたい穿刺部の解剖

1）内頸静脈付近の解剖図

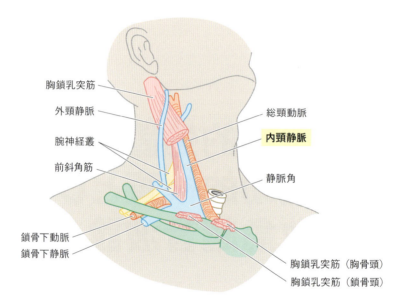

2）内頸静脈付近のCT水平断

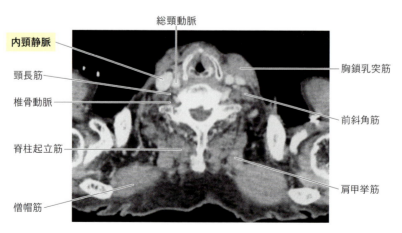

📡 メルクマール（解剖学的指標）を知ろう！[1〜3]

1）通常の穿刺位置（図1）

- まず刺入部とは反対側に30°程度顔を向け，頸部を軽く伸展させる
- 小鎖骨上窩と呼ばれる三角形の頂点から刺入するのが基本となる．頸部を伸展させると胸鎖乳突筋の鎖骨頭と胸骨頭の間に，鎖骨を底辺とした三角形のくぼみがあらわれるが，それが小鎖骨上窩である
- 刺入角度を皮膚に対して30°程度とし，刺入位置と同側の乳頭に向かって針を進める

2）胸鎖乳突筋が触知困難な場合（図2）

- 頸部が太い／短い場合など，胸鎖乳突筋が見つけづらいときは，乳様突起と胸骨頭の中点にあたる位置から刺入する
- 刺入角度を皮膚に対して45°とし，刺入位置と同側の乳頭に向かって針を進める．静脈血の逆流は1〜2 cm程度の刺入でみられる

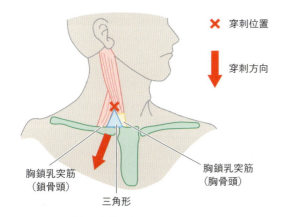

図1　内頸静脈穿刺の刺入点（その1）

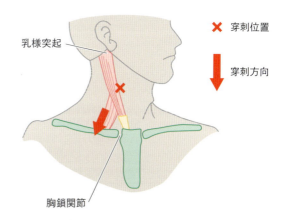

図2　内頸静脈穿刺の刺入点（その2）

📡 主な合併症[4〜7]

- 動脈誤穿刺
    - ▶ 総頸動脈，鎖骨下動脈，椎骨動脈，腕頭動脈，肺動脈損傷
- 血胸
- 気胸
- 心タンポナーデ
- 動静脈瘻
- 動脈内カテーテル留置
    - ▶ 総頸動脈，鎖骨下動脈，椎骨動脈，腕頭動脈

- 空気塞栓
- ガイドワイヤー・カテーテル塞栓
- 不整脈
- 腕神経叢損傷
- 胸管損傷・乳び胸

静脈と動脈は伴走しているため，合併症として動脈の誤穿刺が多い．部位別の発生頻度を示す（表1）．

2）危険因子

①患者因子

- 表2に該当する場合は穿刺の際に気をつける

②術者因子

- 50例以上の中心静脈挿入経験がある術者が挿入または監督する場合とそうでない場合は，明らかに機械的合併症の発生頻度が異なる
- 3回以上失敗した場合は，穿刺を続ける方が術者を交替するより機械的合併症の発生頻度が6倍高い

表1　穿刺部位別合併症の発生頻度

合併症	頻度（%）		
	内頸静脈	鎖骨下静脈	大腿静脈
動脈穿刺	6.3〜9.4	3.1〜4.9	9.0〜15.0
血腫	<0.1〜2.2	1.2〜2.1	3.8〜4.4
血胸	−	0.4〜0.6	−
気胸	<0.1〜0.2	1.5〜3.1	−
全体	6.3〜11.8	6.2〜10.7	12.8〜19.4

（文献5より引用）

表2　中心静脈カテーテル留置の際の機械的合併症に関連する患者側因子

中等度リスク増大	軽度リスク増大
・以前中心静脈挿入した部位の穿刺 ・局所放射線療法の既往 ・胸骨縦切開の既往* ・最近の心筋梗塞 ・血小板減少症* ・穿刺部位の静脈血栓 ・線溶療法* ・落ち着きのない患者	・異常な体重/身長比* ・重度肥満* ・凝固時間延長 ・気道内圧の高い人工呼吸* ・中等度から重度の動脈硬化 ・敗血症 ・心室性不整脈 ・肺気腫/COPD* ・循環血液量低下

＊内頸静脈穿刺ではわずかにリスク増大．
（文献6より引用）

3) カテーテル留置位置の合併症[8]

図3[8]にカテーテル留置の位置を示す．
- 右内頸静脈から穿刺した場合のカテーテル位置はzone Bをめざす
- 左内頸静脈から穿刺した場合のカテーテル位置はzone Cをめざす
- zone Aにカテーテル先端がある場合はzone Bまで引き抜く
- 右内頸静脈から穿刺した場合，zone Aをめざすと右房損傷の可能性がある
- 左内頸静脈から穿刺した場合，zone Bをめざすと血管損傷（穿孔）の可能性がある

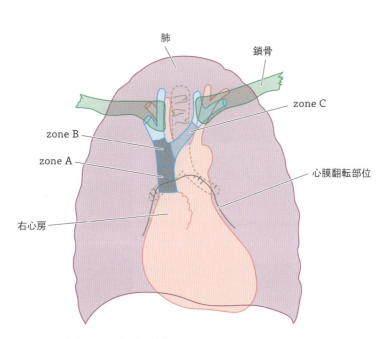

zone A：上大静脈下部〜右房上部
zone B：左右無名静脈の結合部位と上大静脈上部
zone C：上大静脈より末梢の左無名静脈

図3 中心静脈カテーテル留置位置の目安
（文献8より引用）

超音波を用いた手技のコツを知ろう！[9〜12]

コツ 1) エコーで描出する方法を知る！

①短軸法（図4）

【利点】
- 左右の構造に強い
- 動脈穿刺を回避しやすい
- 頸が短い患者にも使いやすい

【欠点】
- 針先の視認にテクニックが必要
- 針先を見誤り深く穿刺してしまう可能性あり

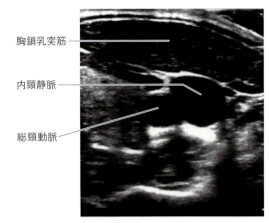

図4　短軸像

②長軸法（図5）

【利点】
- 前後の構造に強い
- 超音波用のニードルガイドを利用すれば針先の視認が容易

【欠点】
- 左右の構造に弱い
- 血管の中央を穿刺することが難しい
- 頸が短い患者に使いにくい

上記は基本的にどの穿刺でも共通する．

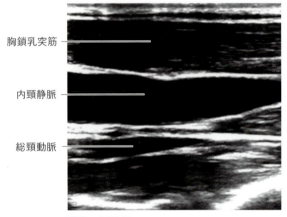

図5　長軸像

コツ 2) 超音波で見るべきものを知る！

①血管の走行，動脈との位置関係[10, 13]

- sweep scan
  - ▶ プローブを穿刺する位置から上下に動かし血管の走行を確認する（図6）
- swing scan
  - ▶ 穿刺位置から前後に傾けて，血管の走行を確かめる（図7）
- カラードプラを使って，動脈・静脈を見分ける（図8）
- 血管を押してみて，動脈・静脈を見分ける（図9）

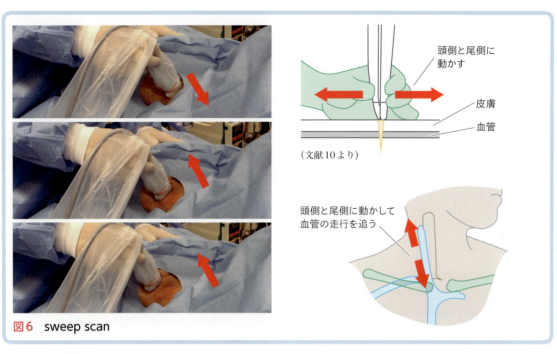

図6 sweep scan

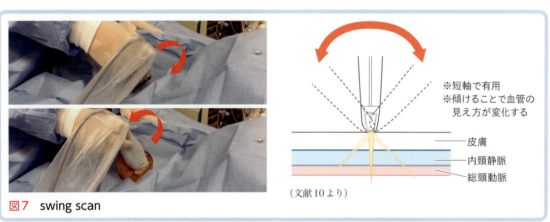

図7 swing scan

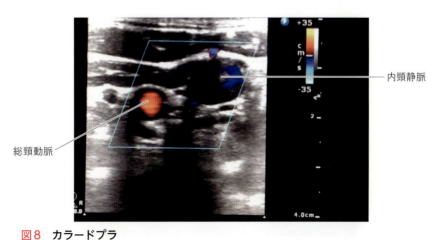

図8 カラードプラ
プローブ方向に向かってくるものが赤，遠ざかるものが青となる（動脈が赤，静脈が青ではない）．

②**針の描出**（図10）（コツ 4) p132参照）
- 超音波ガイド下では，血管だけでなく穿刺針先を描出することが必須
- 穿刺針先を超音波画像として捉えることが難しいため，トレーニングが必須
- 穿刺針先を超音波画像として捉えるにはjabbing motionが有効

③**ガイドワイヤーの描出**[11]
- 動脈誤穿刺した場合の被害を最小に留めるために，ダイレーターで**血管壁の挿入部を広げる前**に，ガイドワイヤーが正しく目標血管に挿入されていることを確認する（図11）
- 超音波画像ではガイドワイヤーを前後に少し振ってその動きで確認する（図12）

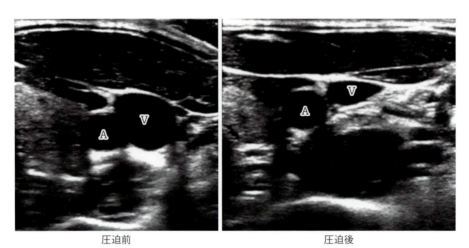

図9　圧迫前後の超音波像
V：内頸静脈　A：総頸動脈．動脈は押してもつぶれない．

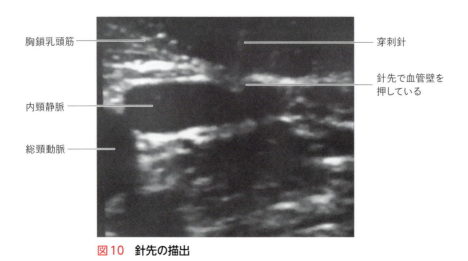

図10　針先の描出

コツ 3) 注意するポイントを知る！

①針先を見失ったら，絶対に進まない
- 誤穿刺を避けるために，最も重要

②穿刺針とプローブの軸を一致させる
- 超音波で見ている方向へ穿刺する

③穿刺スピードに気をつける
- 超音波画像で針先を捉えながら行っていくため，ランドマーク法よりも遅い穿刺スピードで行う
- 基本は穿刺針の針先を確認しながら，少しずつ進めていく

④針の太さに留意する
- 太い針の方が血管壁貫通抵抗は高い
- 超音波ガイド下穿刺は，穿刺スピードがランドマーク法より遅くなるため，貫通抵抗が増し，血管壁を貫きにくい

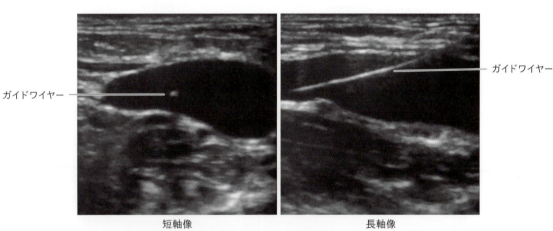

短軸像　　　　　長軸像

図11　ガイドワイヤーの描出

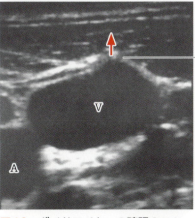

図12　ガイドワイヤーの確認のコツ
V：内頸静脈，A：総頸動脈．

コツ 4) 針先描出訓練をする！（図13, 14）[13]

① まず針を**皮下に少し刺した状態で，超音波画像で針先を捉える**（図13①）
② 針を進めるときにプローブを手前に少し傾け，超音波で針先を捉え続けていく（図13②）
③ 同様にして，針先を捉えた状態で血管壁に達することを確認する（図14）

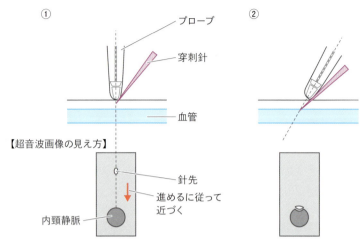

図13　針先描出のコツ
（文献11を参考に作成）

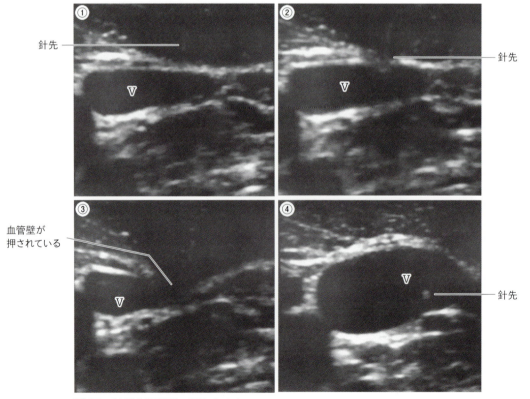

図14　針が内頸静脈に刺入するまで
V：内頸静脈．

> **注意点!!**
> - もし，プローブを傾けたときに針先を見失った場合は，針はそれ以上，絶対に進めない
> - その場に留まって，プローブの傾きを変えて針先を探すか，いったん，針を少し戻して針先描出を試みる

コツ 5) ピットフォールを知る！

- 超音波で穿刺針のシャフトを針先と勘違いし，深い位置で誤穿刺が行われると後壁穿刺になるので気をつける（図15）
- 静脈と動脈が同時に描出できないと，動脈に誤挿入する可能性がある→動脈穿刺
- 穿刺する部位の解剖は理解する
- 動脈に誤挿入してダイレーターまで挿入してしまった場合は，まずは抜かずに上級医に相談する（凝固異常がある患者の場合，カテーテルを抜いた部位の出血が止まらない場合がある．場合によっては外科的処置が必要になるため，カテーテルを抜かずに次の戦略を考える）

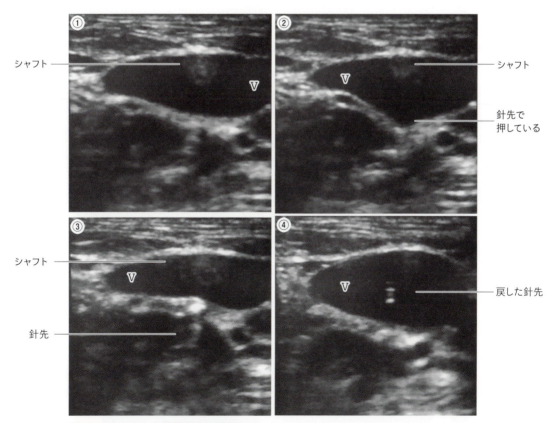

図15 シャフトと針先両方を意識する
V：内頸静脈．

2. 鎖骨下静脈穿刺

📶 まず押さえておきたい穿刺部の解剖

1）鎖骨下静脈付近の解剖図

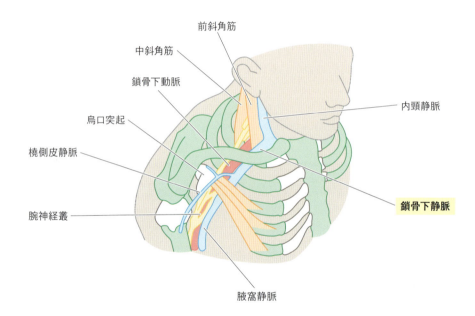

2）鎖骨下静脈付近のCT水平断

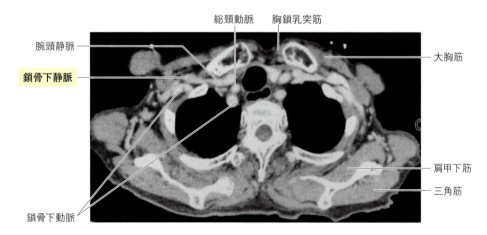

🔊 メルクマール（解剖学的指標）を知ろう！[1, 2]

- 基本的に右側から刺入する（胸管穿刺を防ぐ）
- 鎖骨の中央〜外側1/3の位置から，2横指分ほど尾側（図1，A点）が刺入点
- 頸切痕の方向へ刺入する
- 頸切痕方向へ針が進みづらいときは，頸切痕から頭側3横指の点（図1，B点）の方向へ針を進める

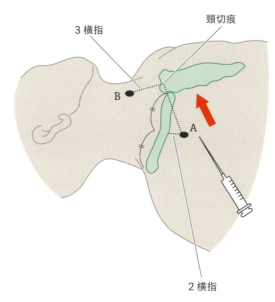

図1　鎖骨下静脈穿刺の刺入点
（文献2を参考に作成）

🔊 主な合併症

- **気胸**
- **血胸**
- 血腫
- 胸管損傷・乳び胸
- 腕神経叢損傷
- 心タンポナーデ
- **動脈誤穿刺**
- カテーテルの迷入
  ▶ 内頸静脈，無名静脈，上大静脈

🔊 超音波を用いた手技のコツを知ろう！[2〜4]

コツ 1）体位を確保する！

①基本体位はTrendelenburg体位（仰臥位にして，頭位を下げる体位）とする

- 肩枕などを使って，頸部は少し後屈した状態とする

②腕を回すようにして肩を持ち上げる（図2）
- 鎖骨からの圧迫が減り，鎖骨下静脈を怒張させやすくなる
- 鎖骨と第1肋間の間隙が広がって，針が進めやすい

コツ 2) 超音波で見るべきものを知る！[3]
- 短軸像と長軸像の両方で鎖骨下静脈と腋窩静脈の走行，深さ，開存性を確認する（図3, 4）
- 動脈はパルスドプラが有効である．パルスドプラを用いて動脈か静脈かを見分ける（図5）
- 動脈の方が振幅が大きい

コツ 3) 長軸像を用いて穿刺する！[4]
- 刺入点はランドマーク法と同じである（p135）
- 鎖骨下静脈は長軸像を用いることで後壁穿刺を避けることができる

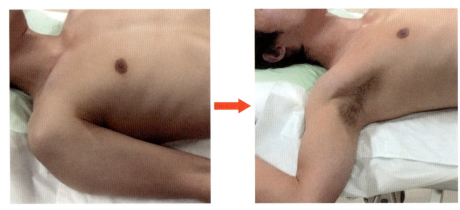

図2 鎖骨下静脈穿刺のしやすい体位

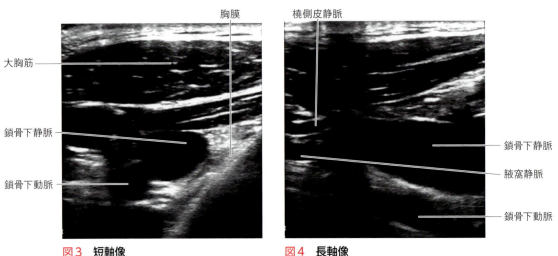

図3 短軸像　　　　　**図4** 長軸像

- 腋窩静脈に分岐するよりも中枢側で穿刺する
  - 腋窩静脈付近で穿刺すると，血管が走行している位置が深くなって穿刺難易度が上がり，腕神経損傷の可能性が増えるため

コツ 4） ガイドワイヤーを描出する！

- ガイドワイヤーの誤留置の確認を行う
  - 穿刺した同側の内頸静脈にないことを確認
  - 穿刺した反対側の鎖骨下静脈にないことを確認

コツ 5） ピットフォールを知る！

①長軸像の描出は，短軸像に比べプローブ走査範囲が限られるため困難
②刺入点が腋窩静脈側に近づくと動脈穿刺や腕神経損傷を起こしやすい
③超音波ガイド下で穿刺を行っても，合併症はゼロではないことを念頭におく

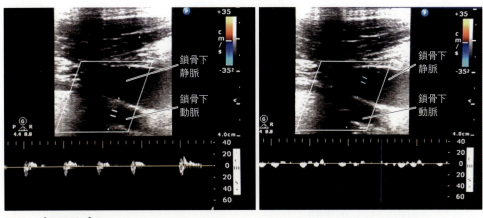

図5 パルスドプラ

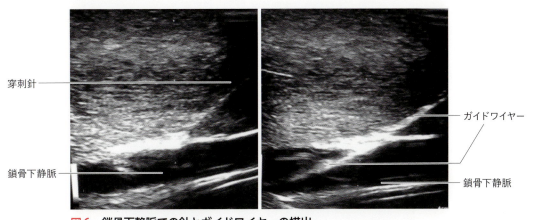

図6 鎖骨下静脈での針とガイドワイヤーの描出
長軸像．

3. 大腿静脈穿刺

📶 まず押さえておきたい穿刺部の解剖

1）大腿静脈付近の解剖図

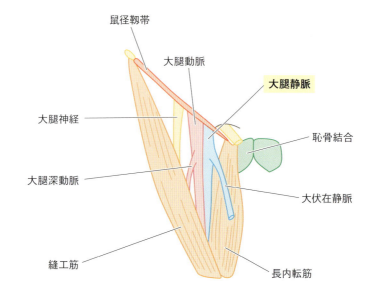

2）大腿静脈付近のCT水平断

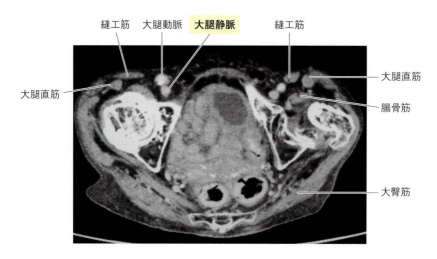

メルクマール（解剖学的指標）を知ろう！[1]

- 穿刺するのは基本的に右の大腿
- 鼠径靱帯と縫工筋，長内転筋による大腿三角部で穿刺する（図1）
- 刺入点は，大腿動脈の内側1 cm以内，鼠径靱帯の1〜2横指下を狙う
- 大腿三角部では大腿静脈，大腿動脈が横に並ぶが，大腿静脈が大腿動脈の背側にある場合があり，注意が必要

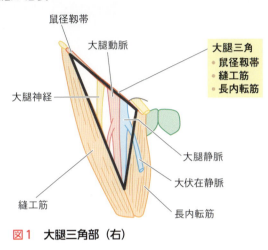

図1　大腿三角部（右）

主な合併症

- 後腹膜出血
- 血腫
- 動静脈瘻
- 仮性動脈瘤
- **血栓形成**
- **感染**
- 腹腔穿刺
- カテーテルの迷入

超音波を用いた手技のコツを知ろう！

コツ 1）超音波で見るべきものを知る！

- 血管の走行を確認する（図2, 3）
  - 大腿静脈の確認
  - 大伏在静脈の確認
  - 大腿動脈の確認
  - 大腿深動脈の確認（3章5, 図3参照）

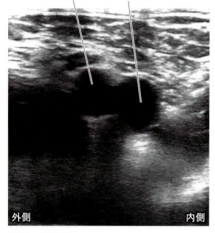

図2　短軸像

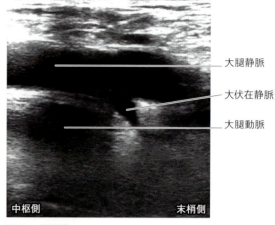

図3　長軸像

コツ 2) 穿刺部位の解剖学的位置関係を入念に確認する！[2]

- 刺入点は鼠径靱帯から離れすぎない！前述（p139）の位置を狙う
  - 大腿静脈の走行は遠位方向に深くなり，やがて大腿動脈の背側を通る
  - そのため，刺入点が鼠径靱帯から遠位側になるにつれ大腿動脈穿刺の可能性が高まる
  - 大腿三角部内（図1）での穿刺の場合，大腿骨頭によって圧迫止血が可能
  - 鼠径靱帯から離れるほど大腿動脈の位置が深くなり，圧迫止血が行いにくい

コツ 3) ガイドワイヤーを描出する！

- 大腿静脈
  - 短軸像，長軸像の両方でガイドワイヤーを確認
- 大伏在静脈
  - ガイドワイヤーが描出されないことを確認

コツ 4) ピットフォールを知る！

- 穿刺位置が鼠径靱帯から離れるほど，大腿静脈の位置が深くなり穿刺が難しくなる
- 穿刺位置が鼠径靱帯より中枢側だと腹腔内を穿刺する可能性がある
- →穿刺する位置を確認する

4. 肘静脈穿刺

まず押さえておきたい穿刺部の解剖

1) 肘正中皮静脈付近の解剖図

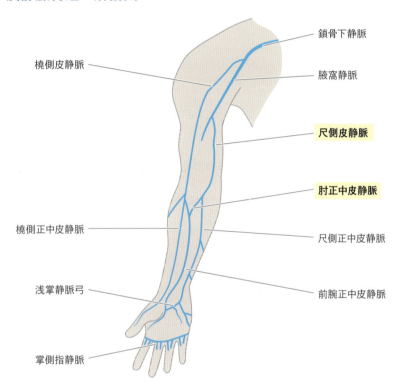

メルクマール（解剖学的指標）を知ろう！[1]（図1）

- 右上肢を選択し，肘正中皮静脈または尺側皮静脈を穿刺する
- 肘正中皮静脈～尺側皮静脈～腋窩静脈を経て，鎖骨下静脈へ至る経路をとる
- 橈側皮静脈は尺側皮静脈に比べて細い，また，腋窩静脈の合流部で引っかかりやすいため，基本的には選択しない
- 肘関節部～上大動脈まで40～50 cm程度

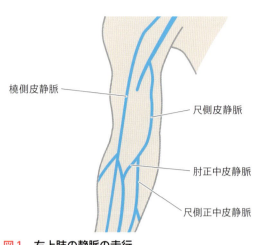 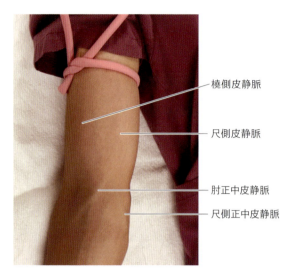

図1　右上肢の静脈の走行

主な合併症[2,3)]

- 神経・筋・深部組織損傷
- 静脈炎
- 空気塞栓症
- 不整脈
- カテーテルの迷入
- 静脈血栓症

超音波を用いた手技のコツを知ろう！

コツ1）体位を確保する！

- 基本は仰臥位（水平位）をとり，上肢は外転，外旋させる
- 頭部を穿刺する側へ向けることで，内頸静脈へのカテーテルの迷入を防ぐ

コツ2）超音波で見るべきものを知る！

- 尺側皮静脈を選択する（図2，3）
  ▶ 静脈炎などの合併症を減らすために，末梢側でなくできるだけ上腕で確保する
- 穿刺する血管を選択したら，穿刺部位から腋窩まで超音波で観察する

コツ3）挿入するカテーテルの長さを決定する！

- 穿刺点〜鎖骨胸骨端〜第3肋間胸骨右縁の距離を体表から測定しておく

コツ4）ガイドワイヤーを描出する！

- 静脈弁などでガイドワイヤーが進まない場合は，体位を変えて挑戦してみよう

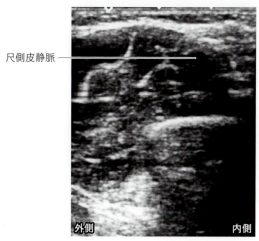
図2 短軸像

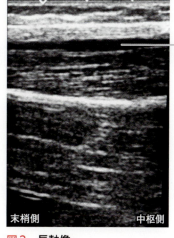
図3 長軸像

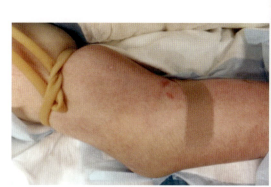
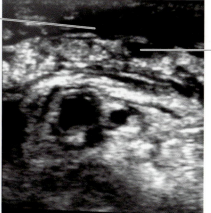
図4 前腕に著明な浮腫を認めるが，短軸像で尺側皮静脈をとらえた

コツ 5) 挿入後，鎖骨下静脈と内頸静脈でカテーテルを確認する！
- 鎖骨下静脈にカテーテルが見えない場合や内頸静脈に見えた場合はやり直す

コツ 6) 末梢静脈路を確保するのが難しい場合も超音波を用いて挑戦してみる！
前腕に浮腫があり，静脈が見つけにくくても，超音波で見れば確認が可能となる（図4）

コツ 7) ピットフォールを知る！
- 中心静脈にカテーテルの先端が確認できない場合は，高カロリー輸液の使用は控える
  ▶ 腋窩静脈ではなく鎖骨下静脈までカテーテルの先端が到達していることを確認する

5. 大腿動脈穿刺

まず押さえておきたい穿刺部の解剖

1) 大腿動脈付近の解剖図

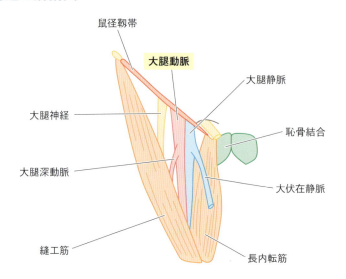

メルクマール（解剖学的指標）を知ろう！[1]

- 穿刺するのは基本的に右の大腿
- 鼠径靱帯と縫工筋，長内転筋による大腿三角部で穿刺する
- 大腿三角部では大腿静脈，大腿動脈が横に並ぶが，大腿静脈が大腿動脈の背側にある場合があり，注意する
- 鼠径靱帯（上前腸骨棘と恥骨結合の間）の中点から約3cm遠位部で，大腿動脈の拍動を最もよく触れる部分で穿刺する（図1）
  ▸ ここの部位は大腿骨頭の直上に相当する
  ▸ 理想的には大腿骨頭の下1/3～1/4の位置で穿刺できるとよい
  ▸ この部位よりも中枢側の穿刺では鼠径靱帯を貫いて止血困難となる場合や，後腹膜への出血をきたす可能性がある

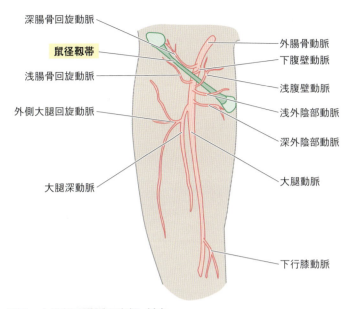

図1 大腿部の動脈の走行(右)

- 一方,遠位側の穿刺では大腿深動脈に迷入しやすく,大腿骨頭よりも下では圧迫止血も難しくなる
- 大腿骨頭部〜小転子の位置(大腿動脈−大腿深動脈分岐後)の穿刺では動脈の背側に静脈が回り込み,動静脈瘻形成の危険性がある

主な合併症[2]

- **仮性動脈瘤**
- **動静脈瘻**
- 敗血症
- 局所感染症
- 完全動脈閉塞
- 一時的動脈閉塞
- 出血
- 血腫

超音波を用いた手技のコツを知ろう!

コツ 1) 超音波で見るべきものを知る!(図2, 3)

- 穿刺する部位の血管の走行を観察する
- 大腿深動脈分岐部より末梢側の穿刺は仮性動脈瘤や動静脈瘻の合併症が増えるため大腿深動脈分岐部を必ず確認する

コツ 2) ガイドワイヤーを描出する！

- ガイドワイヤーを必ず確認する

コツ 3) ピットフォールを知る！

- ガイドワイヤーがうまく進まない場合は迷入していることがあるので必ず超音波で確認する
  ▶ 無理に挿入すると動脈損傷を起こすことがあるので気をつける

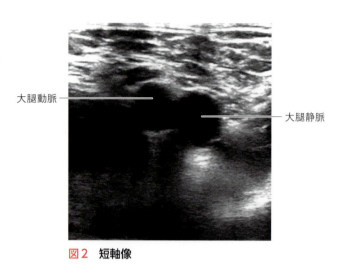

図2　短軸像

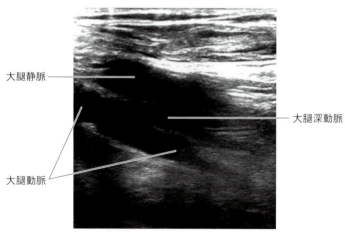

図3　長軸像
大腿深動脈と大腿動脈の分岐部.

6. 橈骨動脈穿刺

まず押さえておきたい穿刺部の解剖

1）橈骨動脈付近の解剖図

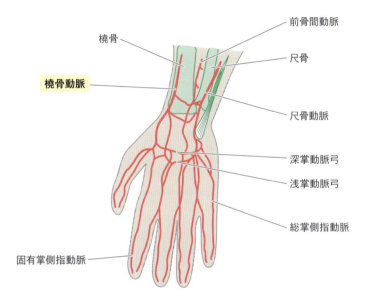

メルクマール（解剖学的指標）を知ろう！

- 一般的には脈拍触知法が行われている
- まず体位を整え，手首を伸展させて橈骨動脈が表皮に近くなるように固定する
- 一番拍動が触れる部位で穿刺を行う
  ▶ 手関節から2〜4 cm中枢側に離れていた方がよい

主な合併症[1]

- 仮性動脈瘤
- 一時的動脈閉塞
- 敗血症
- 出血
- 局所感染症
- 血腫
- 完全動脈閉塞

超音波を用いた手技のコツを知ろう！[2〜3]

コツ 1）超音波で見るべきものを知る！

- 血管の走行を確認する（図1，2）
- カラードプラ，パルスドプラを有効活用する（図3，4）
  - ▶ パルスドプラでは血流速度波形の幅が大きい
  - ▶ カラードプラでは拍動していることが確認できる

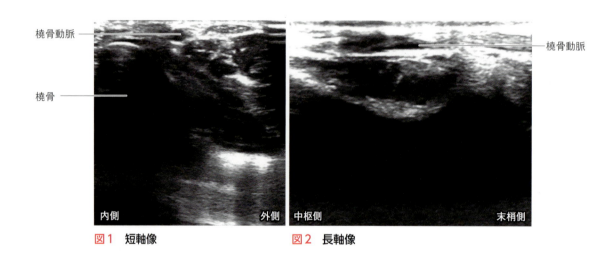

図1　短軸像　　　図2　長軸像

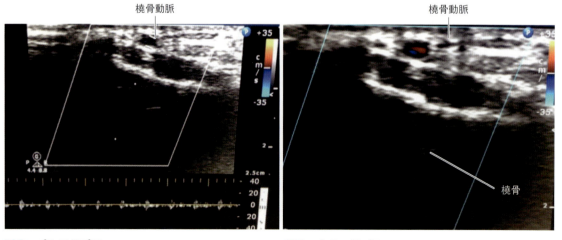

図3　パルスドプラ　　　図4　カラードプラ

コツ 2) 血管径より細いカテーテルを使用する！

- 合併症のなかで一時的動脈閉塞を認めるため，血管径より細いカテーテルを使用するように心がける

コツ 3) Allen テストを行う！

- 橈骨動脈が末梢動脈カテーテル留置で選ばれる理由として穿刺しやすい部位にあることと，尺骨動脈と二重支配になっていることがあげられる
- Allen テストとは
  ① 検者は両手で患者の手首を持ち，母指で手首の橈骨動脈と尺骨動脈を圧迫する
  ② 掌を握る・開く動作（グーパー）を 10 回程度行ってもらう．この結果，手の血液が追い出される
  ③ 検者は橈骨動脈を押さえたまま，尺骨動脈を開放する．10 秒以内に血行が戻れば尺骨動脈の血流は通っていることになる（Allen テスト陽性）．10 秒過ぎて掌に赤みがささない場合は，血行不良（Allen テスト陰性）である

コツ 4) ピットフォールを知る！

- Allen テストが陽性だからといって，穿刺しても合併症が起きないわけではない（Allen テストが陽性でも陰性でも合併症発生率が変わらないともいわれる[4]）

7. もっとエコーが使える場所を知ろう！

血管を安全に穿刺することやカテーテル留置を行うことに超音波を使ってきたが，それ以外にも有用に使える場所がある．それらを少し紹介する．

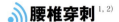 腰椎穿刺[1, 2]

①エコーを用いるメリット

- 超音波の使用により，腰椎穿刺や硬膜外穿刺の失敗のリスクを減らすことができる
- 超音波の使用により，穿刺回数や穿刺による外傷のリスクを減らすことができる

②腰椎周辺の描出と穿刺のポイント（図1〜3）

①短軸像で棘突起を描出する（アコースティックシャドウが中央に見える部位が正中，図2）
②正中の位置にマーキングする
③長軸像で棘突起と棘突起の間を描出する
④棘突起間の位置にマーキングする

- 短軸像（図2）もしくは長軸像（図3）で描出された画像を把握し，皮膚からくも膜下腔までの距離を測定してから穿刺を行おう！

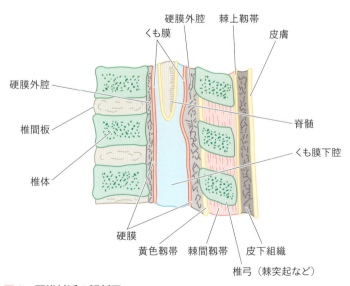

図1　腰椎付近の解剖図

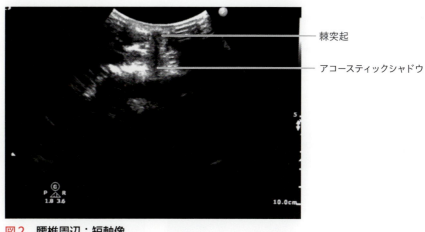

図2　腰椎周辺：短軸像

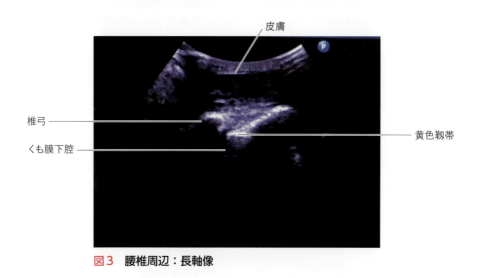

図3　腰椎周辺：長軸像

気管挿管/輪状甲状間膜穿刺[3, 4]

①気道周辺の描出のポイント

①プローブはリニア型を選択する
②頸部正中に長軸像で，輪状軟骨を描出する（図4）
③次に短軸像で気管と輪状軟骨を描出する（図5）
④次に短軸像で気管と食道を描出する（図6）

- これらの画像を描出できれば，気管挿管の評価や輪状甲状間膜穿刺の位置の評価に使用できる！

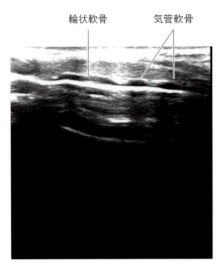
図4 気道エコー：長軸像

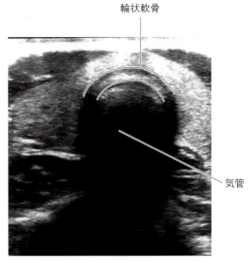
図5 気道エコー：短軸像①

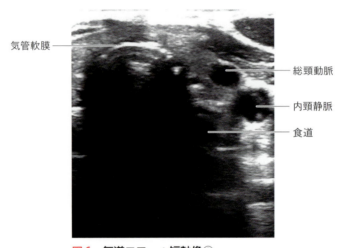
図6 気道エコー：短軸像②

🔊 心囊穿刺[5]

①心囊穿刺を行う部位を知る[5]
- Larrey pointを知る！
  - ▶剣状突起左縁と左肋骨弓の交差するくぼみ（図7）

②描出と穿刺のポイント[5]
- 剣状突起の尾側法
  - ▶Larrey pointの2 cmくらい尾側にプローブを当てて心囊を見上げる（長軸法，図8）
- 剣状突起の頭側法
  - ▶Larrey pointの頭側左側，胸骨左縁にプローブを当てる（短軸法，図9）
- 左側臥位左前胸部肋間法
  - ▶左側臥位にして，左肋間からプローブを当てる（図10）

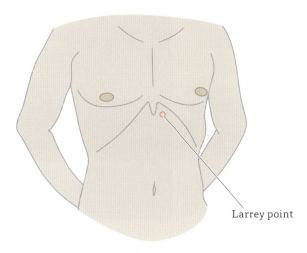

図7　Larrey pointの位置
(文献5を参考に作成)

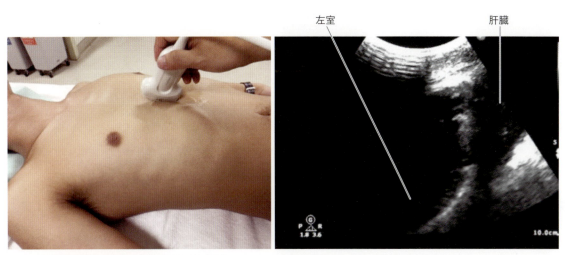

図8　心嚢穿刺時の描出：剣状突起の尾側法

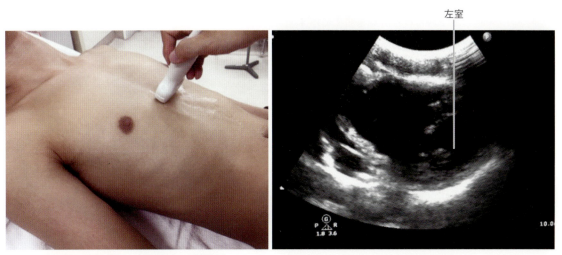

図9　心嚢穿刺時の描出：剣状突起の頭側法

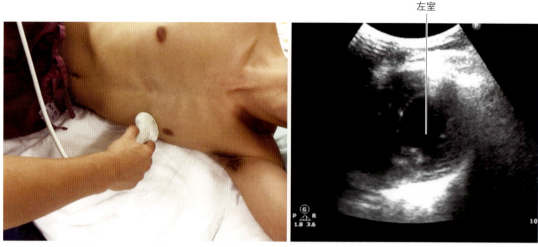

図10　心嚢穿刺時の描出：左側臥位左側胸部肋間法

表1　超音波で得られる胸腔の所見

胸水の量（目安：1 cmで250 mL，2 cmで500 mL以上）
胸水が遊離しているものか，隔壁されているものか
充実性腫瘍に伴う胸水か否か
エコー輝度からの胸水の性状
癒着の有無
穿刺ルート

（文献7より引用）

胸腔穿刺[6, 7]

- 必ず穿刺部位の胸水を超音波で確認する[6]
  - 胸水が十分貯留しているか（臓器損傷の心配がないか）
  - 穿刺の方向・深さ
- 超音波で得られる所見を表1に示す
- 胸水が少量の場合，Mモードにして吸気時にeffusionが15 mm以上あれば安全に穿刺が可能と判断できる（図11）

腹腔穿刺[8, 9]

- 必ず腹水を超音波で確認する
- 穿刺部位[8]
  - 基本はperitoneal four-quadrant tapの4点（図12）
  - peritoneal four-quadrant tapからの穿刺の場合，上下腹壁動静脈を損傷するリスクを減らせる
  - しかし，超音波を使うことでこの4点以外も穿刺可能

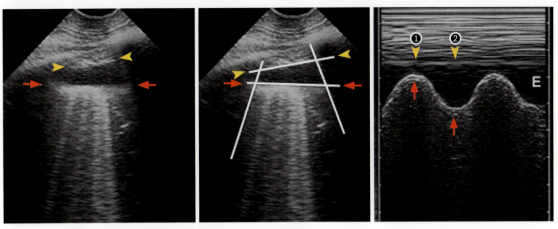

図11 胸水穿刺：穿刺には吸気時に最低 15 mm 以上が必要
臓側胸膜（lung line, ➡），壁側胸膜（pleural line, ▷）．右の画像は M モード．❶吸気時，❷呼気時．

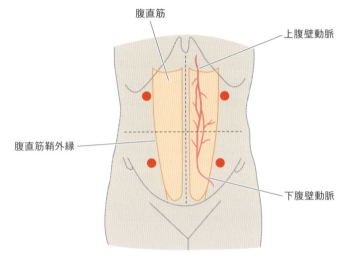

● peritoneal four-quadrant tap
・左右臍と上前腸骨棘を結ぶ線上，外側 1/3 点
・左右肋骨弓下

図12 腹水穿刺：peritoneal four-quadrant tap
（文献8より）

表2 腹腔穿刺が禁忌の場合

高度な腸管拡張例
妊婦
以下の症例では，注意が必要 ①開腹の既往がある症例 ②骨盤骨折などによる後腹膜血腫症例

（文献9より引用）

- peritoneal four-quadrant tap の周辺で穿刺できる箇所のチェックポイントは[8]
  ▸ 液体貯留が十分にある
  ▸ その中に腸管やその他の臓器が介在しない
  ▸ 穿刺方向と深さ
- 禁忌を表2に示す

文献・参考文献

1．内頸静脈穿刺

1) 山吉 滋, 他：内頸静脈穿刺・カニュレーション. 救急処置基本手技アトラス 救急医学, 20：1239, 臨時増刊号, 1996
2) Troianos CA, et al：Special articles：guidelines for performing ultrasaoun guided vascular cannulation：recommendations of the American Society of Echocardiography and the Society of Cardiovascular Anesthesiologists. Anesth Analg, 114：46-72, 2012
3) 「名古屋大学医学部附属病院 中心静脈カテーテル挿入マニュアル」（名古屋大学医学部附属病院医療安全管理室 名古屋大学大学院医学系研究科麻酔・蘇生医学講座/監）
http://www.med.nagoya-u.ac.jp/anesth/cv/CVmanual.pdf
4) Domino KB, et al：Injuries and liability related to central vascular catheters：a closed claims analysis. Anesthesiology, 100：1411-1418, 2004
5) McGee DC & Gould MK：Preventing complications of central venous catheterization. N Engl J Med, 348：1123-1133, 2003
6) Polderman KH & Girbes ARJ：Central venous catheter use. Part 1；mechanical complication. Intens Care Med, 28：1-17, 2002
7) Chopra V, et al：Bloodstream infection, venous thrombosis, and peripherally inserted central catheters：reappraising evidence. Am J Med, 125：733-741, 2012
8) Stonelake PA & Bodenham AR：The carina as a radiological landmark for central venous catheter tip position. Br J Anaesth, 96：335-340, 2006
9) Feller-Kopman D：Ultrasound-guided internal jugular acess：a proposed standardized approach and implication for training and practice. Chest, 132：302-309, 2007
10) 德嶺譲芳, 他：超音波ガイド下内頸静脈穿刺―琉球大学附属病院203症例での検討―. 日臨麻会誌, 28：439-446, 2008
11) 国沢卓之：安全で確実な中心静脈カテーテル留置―コツと落とし穴―. 日臨麻会誌, 29：43-48, 2009
12) 萬 知子：超音波ガイド下血管穿刺の教育に必要な知識・技術. 日臨麻会誌, 33：476-482, 2013
13) 德嶺譲芳, 他：初期臨床研修医に対する超音波ガイド下内頸静脈穿刺のシミュレーション教育の試み―指導者用テキストと達成目標の設定―. 日臨麻会誌, 31：716-719, 2011

2．鎖骨下静脈穿刺

1) 岸 正司, 他：鎖骨下静脈穿刺・カニュレーション. 救急処置基本手技アトラス 救急医学, 20：1228, 臨時増刊号, 1996
2) 「名古屋大学医学部附属病院 中心静脈カテーテル挿入マニュアル」（名古屋大学医学部附属病院医療安全管理室 名古屋大学大学院医学系研究科麻酔・蘇生医学講座/監）
http://www.med.nagoya-u.ac.jp/anesth/cv/CVmanual.pdf
3) Mariantina F, et al：Real-time ultrasound-guided subclavian vein cannulation versus the landmark method in critical care patients：a prospective randomized study. Crit Care Med, 39：1607-1612, 2011
4) Micheal J, et al：Ultrasound-guided subclavian vein cannulation using a micro-convex ultrasound probe. Ann Am Thorac Soc, 11：583-586, 2014

3．大腿静脈穿刺

1) 榮 建文, 他：大腿静脈からのカテーテル挿入に必要な解剖. 「麻酔科診療プラクティス 麻酔医に必要な局所解剖」（高崎眞弓, 他/編）, pp130-131, 文光堂, 2002
2) 広田弘毅, 他：中心静脈カテーテル留置 大腿静脈. 「麻酔のHow to 技術編」（小川 龍/編）, pp10-11, 克誠堂出版, 2001
3) 「名古屋大学医学部附属病院 中心静脈カテーテル挿入マニュアル」（名古屋大学医学部附属病院医療安全管理室 名古屋大学大学院医学系研究科麻酔・蘇生医学講座/監）
http://www.med.nagoya-u.ac.jp/anesth/cv/CVmanual.pdf

4．肘静脈穿刺

1) 「名古屋大学医学部附属病院 中心静脈カテーテル挿入マニュアル」（名古屋大学医学部附属病院医療安全管理室 名古屋大学大学院医学系研究科麻酔・蘇生医学講座/監）
http://www.med.nagoya-u.ac.jp/anesth/cv/CVmanual.pdf
2) Chopra V, et al：Bloodstream infection, venous thrombosis, and peripherally inserted central catheters：reappraising evidence. Am J Med, 125：733-741, 2012
3) Chopra V, et al：Risk of venous thromboembolism associated with peripherally inserted central catheters: a systematic review and meta-analysis. Lancet, 382：311-325, 2013

5．大腿動脈穿刺

1）生田新一郎, 他：血管エコー法を用いた心臓カテーテル穿刺部合併症の診断．臨牀と研究, 80：92-95, 2003
2）Scheer B, et al：Clinical reviw：complications and risk factors of peripheral arterial catheters used for haemodynamic monitoring in anaesthesia and intensive care medicine. Crit Care, 6：199-204, 2002

6．橈骨動脈穿刺

1）Miller AG, et al：Review of ultrasound-guided radial artery catheter placement. Respir Care, 61：383-388, 2016
2）Leigh W, et al：Ultrasound-guided radial artery cannulation in adult and paediatric populations: a systematic review and meta-analysis. Br J Anaesth, 116：610-617, 2016
3）米山昌司, 他：心臓カテーテル術前検査における橈骨動脈, 尺骨動脈超音波検査の有用性．超音波検技, 24：269-273, 1999
4）Valgimigli M, et al：Transradial coronary catheterization and intervention across the whole spectrum of Allen test results. J Am Coll Cardiol, 63：1833-1841, 2014

7．もっとエコーが使える場所を知ろう！

1）Furqan S, et al：Ultrasound imaging for lumbar punctures and epidural catheterizations: systematic review and meta-analysis. BMJ, 346：1-11, 2013
2）Cristian A, et al：Ultrasound using the transverse approach to the lumbar spine provides reliable landmarks for labor epidurals. Anesth Analg, 104：1188-1192, 2007
3）Kristensen MS：Ultrasonography in the management of the airway. Acta Anaesthesiol Scand, 55：1155-1173, 2011
4）Bunyamin M, et al：Use of sonography for rapid identification of esophageal and tracheal intubations in adult patients. J Ultrasound Med, 30：671-676, 2011
5）今 明秀：心囊穿刺① 穿刺の方法．「ビジュアル基本手技8 コツを覚えて必ずできる！体腔穿刺」(真弓俊彦/編), pp29-36, 羊土社, 2008
6）Lichtenstein DA：Lung ultrasound in the critically ill. Ann Intensive Care, 4：1-12, 2014
7）真弓俊彦：胸腔穿刺② 胸水．「ビジュアル基本手技8 コツを覚えて必ずできる！体腔穿刺」(真弓俊彦/編), pp17-20, 羊土社, 2008
8）大友康裕：腹腔穿刺と腹腔洗浄．救急医学, 20：1342-1350, 1996
9）大友康裕：エコー下腹腔穿刺．「ビジュアル基本手技8 コツを覚えて必ずできる！体腔穿刺」(真弓俊彦/編), pp57-59, 羊土社, 2008

5章
超音波検査の基本的知識とリスクマネジメント

超音波検査の基本的知識とリスクマネジメント

- 救急患者の状態（緊急度と重症度）を把握しながら超音波検査を実施する
- 救急超音波検査を行った記録を残すことが必要である
- 超音波検査機器の取り扱いにも気配りは大切である

　救急診療で行われる多くの検査は患者状態に影響されやすく，全身状態が悪い場合や緊急度が高い状況では患者状態に十分配慮しなければならない．救急超音波を実施する場合も身体診察と同様に効率よく必要最小限の時間で行うことが望ましい．以下，注意すべきことをあげる．

　救急医が超音波検査中にモニター画面に集中するあまりに患者の呼吸停止に気づかないといった状況は避けるべきである．

　身体診察の結果を診療録に記載することと同じように，**超音波検査の実施記録（診療録への記載）が大切である**．緊急事態では診療録への記録が後回しにされやすく，記録そのものがないことは大きな問題となる．超音波検査を実施した記録をきちんと残すべきである．

　本章では，超音波検査に関する基本的知識として本稿では描出や手順のコツ，機器の取り扱いや記録など，超音波検査の基本的知識をまとめる．

救急超音波診の心構え＝7つのポイント

《POCKEYS》
P：検査時の患者状態（バイタルサイン，体格など）に影響を受ける　　　　　　[Patient]
O：検査前に体表所見を観察する＝あくまでも診察の一環である　　　　　　　　[Observation]
C：各自のチェックリストを用いて同じパターンで実施する　　　　　　　　　　[Check list]
K：機器の専門知識は必要である（トラブル対応に役立つ）　　　　　　　　　　[Knowledge]
E：機器を大切に扱う（肝心なときに故障しないように）　　　　　　　　　　　[Equipment]
Y：超音波検査に固執しない．実施困難な状況では他のデバイスに譲る　　　　　[Yield※]
S：患者とのプローブの接触は愛護的に行い不快感を与えない（気配り）　　　　[Soft]

※「Yield」は道路標識では優先道路を示す意味で用いられ，いわゆる"道を譲る"という意味である．

本書のもととなった J-POCKEYS コースの語呂合わせで "POCKEYS"！概念的であるが検査の心構えである．救急超音波診を他の身体診察と同様に行うために，自分なりのチェックリストを確立して系統的なアプローチに役立てよう．くり返しになるが，超音波検査自体の限界を知り，患者に苦痛を与えない検査として気配りも必要である．超音波検査に時間をかけるのではなく，実施不可の判断も重要であることを強調したい．

よい画像を描出する手順

　超音波検査は検者のみがその画像を評価することができる．また，人が変われば再現性は低く，検者によって描出できる画像は異なる．しかも超音波ビームが反射して戻ってくる画像をリアルタイムにモニターに表示している．暗い部屋の中を懐中電灯で照らして探ることをイメージすればわかりやすいだろう．プローブの動かし方を「走査」という理由がここにある．よい画像を得るためには，①**機器の設定**，②**走査のスキル**，③**患者への配慮（患者の協力）**がポイントとなる．

　まず，落ち着いて機器の事前準備にとりかかろう！重要なのは以下5点である．**超音波のモニター画面をプロデュースする気持ちでやってみるとよい．**

---

①スイッチボタンの場所を知る（移動時に電源が入ったままコンセントを抜かない！）
②プローブの選択ボタンを見つける（意外と場所がわかりにくいことがあるので注意！）
③「ゲイン（gain）」のつまみ（**図1，2**）を合わせる
④「フォーカス（focus）」あるいは「深度（depth）」を適正にセットする
⑤ゼリーの用意と患者の準備（適切な体位と羞恥心への配慮）

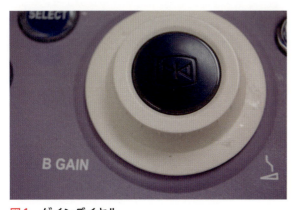

図1　ゲインダイヤル
モニター画像で画面全体の明るさ，コントラストを調節する．検査中に扱う頻度が高いが，ダイヤル調整は少しずつゆっくり行う．

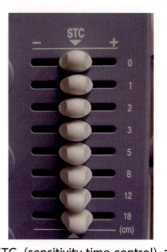

図2　STC（sensitivity time control）つまみ
スライド式でエコービームの伝播距離に応じた微調整を行う．基本的には中立位で操作不要である（プローブ直下の多重反射が強い場合には上から2番目までのつまみで感度を下げる程度でOK）．

1）検査開始前のくせにする！

- 画面上で頭側と尾側を確認する（中枢側あるいは末梢側）
- 患者の左右を間違えない→プローブのマークを確認する

【Point】画面上のオリエンテーションを間違えない（上下，左右）

2）生体の動きを考慮する（超音波検査は動画データを評価していることを意識する）

- 生体内の動き（腸管蠕動），呼吸性変動を観察する
- プローブの動きと生体内の動きは相対的に増強する
- 持ち方でプローブの安定性は変わる

【Point】周囲の人が「画面酔い」にならないようにする（プローブを振りすぎない）
【Point】プローブの動きは観察しやすいよう一定のスピードで行う

3）静止画を印刷しよう

- 一時停止画面はあくまでも動画の一部であるので，キー画像は印刷するかデータで残す
- 静止画においてボディマークは必須である（地図の縮尺や方位と同じもの，図3）
- 印刷形式は熱転写が多いので保存方法に注意→劣化する
- 静止画はJPEG形式で電子媒体に保存される機種が多い

【Point】印刷画像は実施の記録として役立つ→実施時刻が記録される（機器の時計のズレに注意）
【Point】患者の名前とID（性別，年齢も）を必ず記録しておく！

4）盲目的なプローブの走査ではなく，戦略的な走査を心がける

- まず，プローブを皮膚に垂直に当てることから始まる（図4）！
  - 最初が肝心！ 超音波ビームを皮膚で乱反射させない→プローブと皮膚を密着させる（適切な量のゼリーを用いる，図5）
  - プローブを振ることよりも，まず水平スキャンを心がける（CTスキャンのように）
- 画像描出の際に解剖学的な断面像（冠状断と矢状断）を意識する
  - 臓器の解剖学的評価では長軸像と短軸像を必ず見る（描出するものに対して，2方向の評価を行うことが重要）
  - 血管や管腔臓器では，横断面と縦断面の両方を描出する

【Point】プローブを最初に当てる場所と検査順序を決めておき系統的に行う
【Point】系統的かつ戦略的な手技＝救急超音波診（POCKEYS，p160）の極意

5）リスクマネジメント＝患者の安全

- 患者体型の影響で検査不能であれば，超音波検査で時間を浪費しない
- 検査実施時間を最小限にする

【Point】救急診療では緊急度評価が重要であり，時間を浪費しない
【Point】モニター画面のみに集中して，患者状態（意識，表情など）の観察を忘れない

6）プローブをスマートに取り扱おう

- 患者に対して意識すべきポイントは2つである．
  - ▶ 原則として「痛み」を感じさせないようにしなければならない（非侵襲検査！）
  - ▶ ゼリーをつけすぎない（図5）．プローブの面と皮膚の間が密着できればゼリーも不要なこともある（周囲を汚すことも少ない）
- プローブを持つ手と別の手を上手に使う（図4）
  - ▶ プローブを持つ手とは別の空いている手を使って，プローブと皮膚を密着させる
  - ▶ 穿刺の際には利き手を使うので，非利き手でのプローブの操作に慣れておく

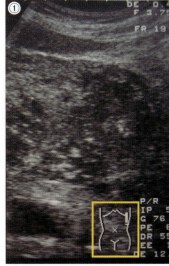
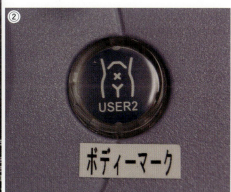

図3　ボディマーク
①ボディマークで検査部位を明示する．
②ボディマークボタン．豊富なプリセットマークが内蔵されている．

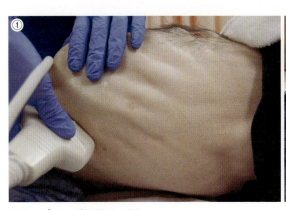
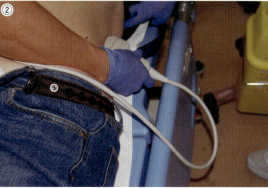

図4　プローブ操作の一例
①まず，肋間に沿って垂直に当てることを意識する＝鮮明な画像を得るためのコツである．
　左手で皮膚を伸展することと，肋間をきちんと固定して正確にプローブを誘導することが大切．
②プローブ操作の妨げにならないようにベッドの柵を下ろす，スペースを空けるなど，動線を確保する＝目的とする部位に超音波ビームを当てるために手を抜かない！

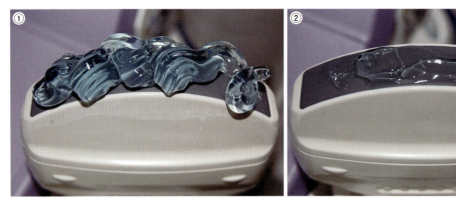

図5 ゼリー
①多すぎる．ゼリーをつけすぎても解像度は変わらないが，患者の体表や機器周囲が汚れやすくなるのでつけすぎない．
②適量．プローブと皮膚の間が密着できれば少量でもよい（ゼリーを使用する理由＝空気の存在を避けるため）．

超音波検査の画像の成り立ちとその特徴について知る

　モニターに描出される画像は，超音波が体内で反射してプローブに戻ってきた信号を画像化したものである．その原理は"木霊（こだま）"と同じである．つまり，反射する対象となる臓器の特徴を知っておくことで，アーチファクトとの区別，検査の限界を知ることができる．診察手技で最も近いものは「打診」である．「打診」では指で叩いた音の性状（鼓音や濁音）で判断するので，超音波検査と同じともいえる．**表1**では，超音波画像の成り立ちと体内の様子をまとめる．

　超音波画像は単なる白黒画像ではない．無信号状態から全反射した超音波を反射波の強度によって段階的に描出している．したがって，超音波の特性を知っていれば，アーチファクトの成り立ちや体内の状態を推定することが可能となる（**表2**）．

救急超音波診の記録方法

　病院ごとに超音波検査報告書（レポート）があるが，救急超音波の専用報告書はなく，診療録に直接記入されることがほとんどであろう．最近では電子カルテが普及しており，テンプレートを活用しているところもあるが，われわれは診療録内に記載するだけで十分と判断していて，実施者が所見を記録するようにしている．しかし，キー画像となる画像データは，紙媒体では紛失や劣化のおそれがあるので電子媒体による保存が望ましい．

評価も記録しておく

　生理検査室で実施される超音波検査記録と救急超音波の記録は区別しておいたほうがいいだろう．診療録に記載する項目として，①**実施した日時と部位**，②**主な超音波検査所見**，③**所見の総括および医学的判断**の3つを最小限必要な項目と考える．具体的には，実施した内容を箇条書きでメモしておき，さいごに総括コメントを記載しておけばよい．

表1　超音波の信号強度とモニター画像の関係

	モニター	組織の特徴	典型的な臓器，病変
低エコー	黒	● 均一な水成分 ● 細胞密度が緻密な組織 ● 流れる液体（血液）	● 単純囊胞，漿液性胸水など ● 心筋，胃壁などの筋組織 ● 気胸，体腔の気体
等エコー	モザイク（混合）	● 粘性のある液体 ● 細胞成分と脈管が混在 ● 肺胞内に貯留した滲出液	● 実質臓器（肝，胆囊，膵，脾） ● 血栓，血管壁粥腫 ● コレステロール結石 ● 肺胞内浸潤
高エコー	白	● 境界が明瞭な組織（膜） ● 石灰化 ● アーチファクト（多重反射） ● 金属物質	● 骨，結石，脂肪組織 ● 穿刺針，カテーテル，異物 ● 心臓弁

表2　超音波の特性と超音波画像の関係

超音波の特性	超音波画像	推定される病態
気体中は伝わらない	● 高エコーの多重反射 ● 気体の所見はアーチファクトと似ている	● 気胸 ● ガス貯留＝腸閉塞・イレウス ● 軟部組織内のガス
液体成分はよく伝導する	● 無信号＝反射波が存在しない ● 隔離された液体貯留部位＝後方エコーの増強	● 囊胞病変 ● 腹水，胸水
固体では減衰してしまう	● 超音波が境界面で反射する ● 反射面の後方は無信号となる	● 結石 ● 血管壁の石灰化
密度が異なる境界面で反射と屈折が発生する	● 体腔や管腔内の気体（ガス） ● 側方エコーの描出	● 拡張した消化管 ● 皮膜のある腫瘍
超音波の物理的性質		
高い周波数	● 直進性が強い ● 分解能が高い ● 減衰が著しい＝透過性低下 ● すなわち，深達度が浅い	● 体表エコー（甲状腺，乳腺）として微小病変の描出が可 ● 血管壁構造（内膜，中膜，外膜）を描出可
高周波数のパルス波	電磁波と同じ性質をもち，組織内の水分子が沸騰する	● 眼球エコーでは注意する ● 長時間の検査は避ける

救急超音波検査と院内感染対策

最後に，超音波検査実施時における感染対策について触れておく．この領域については，①超音波検査時の標準的予防策，②機器の清掃と消毒といった2つの点に配慮することが必要である．つまり，超音波検査を行うことが院内感染（特に感染の伝播）の原因にならないことと機器を清潔に保つことは，臨床現場では最優先すべき事項である．

現時点では超音波検査時の感染対策について議論されておらず，標準的感染予防の範疇で対応している施設がほとんどだろう．院内環境に関するCDCガイドラインにも超音波検査に関する記載はない．したがって，各施設あるいは医師個人の判断で感染対策に注意するしかない．患者に触れるプローブの取り扱いやタッチパネルの汚染状況など，気をつけるポイントがあるので参考にしてほしい．

1) 超音波検査時の標準的予防策と水平伝播の防止

最も大切なことは患者間の感染を防ぎ，検者自身がその意識をもって検査を行うことである．常在菌レベルまで拡散しているMRSA（メチシリン耐性黄色ブドウ球菌）や最近話題となっているVRE（バンコマイシン耐性腸球菌）を検者の手やプローブを介して伝播させないように最大限の努力を行うべきである．

「緊急的な状況でそのような余裕はない」という考えはよくない．検者は検査後に手を洗い患者に触れたプローブのゼリーを忘れずに拭きとって，もとの格納場所に戻す．プローブは防水加工がなされているので揮発性アルコール消毒薬を用いても問題ない．

また，超音波ガイド下の穿刺時に直接消毒液をプローブに付けてカバーを用いずに検査する場面を目にするが，ケーブルが不潔であり，プローブの隙間に血液などが入り込む可能性もある．滅菌されたエコーカバーを用いることが望ましい．

2) 機器本体の清掃と消毒

超音波検査機器は精密検査機器であり，機器全体を消毒することは不可能である．また，ケーブルや記録装置を含めて複雑な形なので，清掃には苦労する．しかし，機器の清掃はメンテナンスの面からも有用であり，機器についたほこりや汚れを拭いていくなかで，不具合や破損に気づくことがある．感染予防においては，医療者自身がその行動一つひとつに気をつけるべきであり，超音波検査もそのルールから外れることはないだろう．

超音波検査の操作パネルは清潔ではないと考えるべきである．患者に触れた手袋をつけたまま，操作パネルやダイヤルを操作することはよくみられる．その結果，汚染された操作パネルを別の術者が触れることで，院内感染のリスクとなる．超音波検査の実施者本人も一つひとつの行動に気をつけて，超音波機器を介した院内感染リスクの拡大には注意すべきである．透明ビニルの操作パネルカバーで血液など目に見える汚染を防ぐだけでは不十分で，定期的に揮発性消毒薬で拭き掃除を行う．超音波検査を終えたあと，次の患者の診察や，電子カルテの入力の前には必ず手洗い，手指消毒を行うなど感染伝播を防ぐ配慮が大切である．

ゼリーやゼリー容器（ウォーマー）も同様に院内感染の原因になりうることを知るべきである．ゼリー容器を患者に触れた手で消毒しないまま触らない，あるい患者処置に使用した手袋

を着用したまま触らないようにする．ゼリーそのものも容器の移し替えなどで汚染されるリスクもあり，補充容器内のゼリーそのものが汚染されないように注意する．できればシングルユースのチューブの使用も考慮してみることもよいだろう．

　超音波のモニター画面がCRT（ブラウン管）タイプであれば，表面がガラスなので水や消毒液に曝されても大丈夫である．最近は液晶画面が増えているが，液晶画面の場合は表面のコーティングが消毒薬ではがれて画面が見えにくくなるおそれがある．メーカーに問い合わせて，清掃方法を確認するとよい．

　超音波検査機器は救急外来に常備されている機器なので，使用時以外でも吸引処置や患者から飛散する喀痰や体液，血液に曝されている．モニター画面やケーブルを含めてさまざまな場所が汚染されるので，日々の清掃が大切である（図6〜8）．

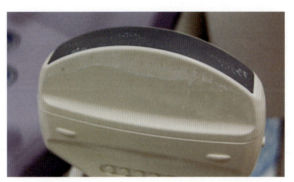

図6　ゼリーがプローブについたまま乾燥して表面に残った白い粉
衛生面や感染対策の観点からも問題．

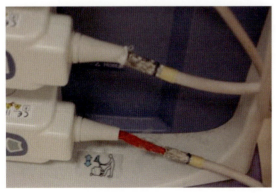

図7　ケーブル類の損傷は頻度が多いため，丁寧に扱う

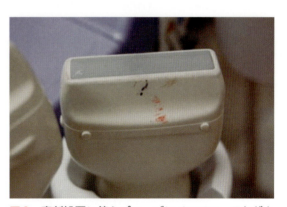

図8　穿刺処置に使うプローブにペンでマークなどを書かない

おわりに：
救急超音波診の普及と今後の展望

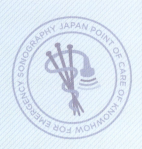

救急超音波検査の現状と普及への課題

　最後に救急超音波に関するトレーニングコース普及への課題と今後の見通しについて述べる．
　最近ではほとんどの救急外来には超音波検査機器が置いてある．医師のやる気さえあれば超音波検査はいつでも実施できる環境ともいえる．しかし，救急医の臨床経験や診療レベルにより，救急超音波検査の技術に差があることも事実である．
　救急診療や集中治療領域で用いられる超音波検査は，その使用は個々の医師のレベルに依存するので，手技の手順や上達のコツも曖昧であり，救急超音波の取り扱いについては標準化が遅れていたことは否めない．
　欧米に目を向けてみれば，救急診療に超音波検査が有用として普及に向けてトレーニングコースが開催されている．米国ではAmerican College of Emergency Physicians（ACEP，米国救急医学会）が1994年に"Emergency Medicine Ultrasound Curriculum"を発表し，超音波教育の本格的なカリキュラムが提案された．1997年にシカゴではじめての救急領域の超音波研修プログラムが立ち上がり，現在では25以上のプログラムがある．
　2003年にはAccreditation Council for Graduate Medical Education（ACGME，米国卒後臨床教育評価機構）がすべての救急研修医に救急超音波トレーニングを義務化するに至っている．そして，2011年には，ACEPが"Emergency Ultrasound Guidelines"を発表し，救急における超音波の役割を5つのカテゴリーに分け，習得すべき11の超音波技術をコアスキルとして示した．そして，それぞれのコアスキルについて最低でも25〜50症例を経験すべきと定めている．
　米国での確立されたシステムと比較すれば，本邦での救急医における超音波手技のトレーニングは系統的ではない．また救急科専門医の必須項目に外傷による出血性ショックの原因検索で行うFAST（Focused Assessment of Sonography for Trauma）が提示されているのみである．このような現状において救急医の必須手技として「救急超音波診」のトレーニングコースを確立することは診療能力を高めるためにも有用と考える．

1) 救急超音波としてのスキルを学ぶ場はあるか？

　われわれが考える救急超音波の守備範囲は，あらゆる救急外来から集中治療領域，あるいはクリティカルな状況まですべてとした．実際，救急医は緊急度や重症度を問わずすべての救急患者を診療対象としており，それぞれの状況で必要な技能を短時間で習得したいという受講生

のニーズに応えることがトレーニングコース設立時の課題でもあった．

　本邦の超音波セミナーの多くは技師向けであり，カリキュラムでは心エコー，腹部エコー，甲状腺エコーのように臓器別にトレーニングを行う方式が多い．その内容は，超音波所見の描出方法やエコーパラメーター（例：心エコーの駆出率EF）の計測方法に関するもので，機器の操作方法をハンズオンセミナーで実施するが，限られた時間で確実な知識と技術の習得をめざすことは難しい．

　救急診療に必要な超音波検査をどのように習得するか，最適なトレーニング方法はあるのかという問いに対して，われわれも現時点では明確な答えはもっていない．しかし，本邦には効果的に学習する機会がないことは明白であるので，そのような状況であれば自らつくり上げるしかないとの結論に至った．幸い救急領域では外傷初期診療におけるトレーニングコース（JATEC™）や，日本臨床救急医学会が主催する心肺蘇生に関するコース（ICLS）のようにシミュレーション教育では先例があり，これらのコースのコンセプトを取り入れながら新たなコースを企画することが早道と考え，救急超音波トレーニングコース（J-POCKEYS）を立ち上げた．

2）J-POCKEYSコース設計と運営について

　J-POCKEYSコースの特徴は，診療現場の臨場感をもって超音波検査のタイミングと臨床判断を学ぶことである．特に時間軸についてはコースを企画するうえで重要な因子であり，患者の状況次第では「超音波検査を実施しない」あるいは「他の検査を行う」といった判断も重視している．つまり，超音波検査のスキルではなく，使いどころ（ノウハウ）を学ぶ場として捉えてもらうようにしている．

　コースのスケジュールも重要であり，カリキュラムの適切な総時間数も検討した．その結果，本コースは合計6時間（半日）コースを基本として，受講生やインストラクターの負担を軽減している．また，受講生の人数も1グループ4名，3グループ合計12名を基本としたが，少人数開催も可能であり，会場や施設に応じた実施が可能になるように配慮している（表1，2）．

　欧米では知識や技術は価値があるもので，ノウハウを伝えるためにはある程度のコストが必要と考えられている．わかりやすくいえば，知識と技術を得るにはお金がかかるということである．それでは，その知識と技術の価値を評価する方法，金銭的価値を測る物差しはあるのだろうか？この点について，本コース立ち上げのワーキングチームで議論となった．現在のコース運営は必要最小限のコストで運用するといった形で落ち着いているが，最終的には結論を出さなければならない．

　われわれは，これらの救急診療上に必要な救急超音波のノウハウをまとめたコンテンツとして全国の救急医が共有することをめざしているが，今後の展望として専門医取得あるいは更新において生涯教育の一部として学ぶことも有用と考えている．

表1 救急超音波トレーニングコースの概要

	コース内容
日時	6時間（半日）コース，平日開催も可
受講生	4～12名（1グループ4名を想定）
インストラクター	受講生4人に対して1名のインストラクター
会場	1ブースあたりは会議室程度の広さで十分実施可能
資機材	超音波検査機器，生体シミュレーター，生体ボランティア，PC他
運営費用	会場費，超音波検査機器レンタル料など（インストラクター報酬は未定）

表2 コースプログラムの一例

所要時間	実施項目
	受付・準備・オリエンテーション
20分	講義 到達目標 アルゴリズム デモ & RUSH
ハンズオンブース	
40分	胸痛・呼吸困難
40分	腹痛・血管系
20分	マイナーエマージェンシー
ショックベーシックトレーニング	
30分	RUSHデモ（救急・ICU診療の実際）& RUSHに関するレクチャー
30分	RUSH実技（Point of Careの視点でエコー検査を実施する）
シナリオトレーニング	
10分	シナリオデモンストレーション
60分	シナリオ Type A & Type B & Type C
10分	修了式

救急超音波トレーニングコースの質の向上に必要なこと

1）コース受講の効果測定

　コース受講の効果測定はKirkpatrickによる教育訓練の4段階評価におけるレベル1（satisfaction, reaction）に相当するアンケート調査だけしか行っていない．今後の課題は，レベル2（learning）に相当するコース受講前のe-learningでのプレテストとコース受講後のポストテストなども必要となり，将来的には，学習者の行動変容（behavior）に関するレベル3相当の検証を行えるようになることも検討している．

> **Kirkpatrickによる教育訓練の4段階評価**
> レベル1（満足・反応：satisfaction, reaction）
> レベル2（学習：learning）
> レベル3（行動変容：behavior）
> レベル4（業績・結果：results, impact）

2）救急超音波に関連した診療上のエビデンスを集積する

　救急超音波プロトコールが，救急患者のアウトカムに影響を与えたというエビデンスはまだないが，今後，多施設共同研究での検証が望まれる．

3) 救急超音波トレーニング用のシミュレーター開発

米国では教育ツールとしてシミュレーター開発が進んでいる．SonoSim®というパソコンと模擬プローブからなる装置は，ACEP，Society of Critical Care Medicine（SCCM，米国集中治療医学会）が推薦する救急超音波トレーニング用シミュレーターであり，米国で普及している．現在はSonoSim®がシミュレーターとリンクして救急模擬診療が可能な「レールダル-SonoSim超音波ソリューション」も市販されている．

4) 救急超音波の有用性

今後，救急超音波が有用と思われる場面をいくつかあげる．また，超音波装置の技術的進化（小型化，軽量化）により携帯性も向上しており，購入価格も下がってくればさらに普及すると思われる．

①プレホスピタル

諸外国では救急隊が超音波検査を用いて，搬送先の選定に必要な診断の補助検査や超音波所見の病院転送などを行っており，その有用性が示唆されている．本邦でもドクターカーやドクターヘリ搭乗医師が現場で使用する機会が増えている．

②災害現場・避難所

超音波検査は災害超急性期では，①と同じように有用である．2011年の東日本大震災では，深部静脈血栓症のスクリーニングが行われた．最近では熊本地震で避難所に避難した住民や車中泊の住民に多発した深部静脈血栓症による肺塞栓症のスクリーニングでも用いられた．

③看護師が実施する超音波検査

すでに諸外国では看護師がベッドサイドの心エコーや超音波ガイド下でのPICC穿刺を行っている．入院患者の褥瘡の評価にも超音波は有用とされ，看護師を対象にしたセミナーの開催や書籍が販売されている．新たな試みとしてわれわれ横浜市立大学医学部救急医学教室では，救命センターの看護師に対して，膀胱内尿貯留から尿閉の有無を判断するために限定した超音波検査のトレーニングを行い，その成果を学会報告した．超音波検査をもともと臨床検査技師や診療放射線技師が専門技師として行っている現状を考慮すれば，十分なトレーニングを提供することにより看護師も救急超音波の新たな担い手として期待される．

〈谷口隼人，本多英喜〉

索 引

数　字

2 point エコー ……………………… 73
4A check ……………………… 23, 52
4つの軸 ……………………… 27

欧　文

A～E

ABCDE 線形アプローチ ……………… 15
abdominal survey ……………………… 52
Allen テスト ……………………… 149
A ライン ……………………… 71
Baker 嚢胞 ……………………… 85
barcode sign ……………………… 40
B ライン ……………………… 19, 48, 71
CEC ……………………… 107
central echo complex ……………… 107
cobblestoning ……………………… 85
comet tail ……………………… 39
complete dislocation ……………… 100
complete sinusogram ……………… 103
DDS ……………………… 116
deductive approach ……………… 13
deep venous thrombosis ………… 73
delivery O_2 ……………………… 64
double decidual sign ……………… 116
DVT ……………………… 73
Early Goal Directed Therapy …… 60
embryo ……………………… 116
exam ……………………… 37
extrarenal pelvis ……………… 107

F～P

FALLS ……………………… 37
fibrillar pattern ……………… 81
focused cardiac ultrasound …… 69
FoCUS ……………………… 69
gestational sac ……………… 115, 116
GS ……………………… 115, 116
GS + yolk sac/embryo ………… 117
incomplete ……………………… 103
inductive approach ……………… 13
I$_{SPTA}$ ……………………… 95
IVC 径 ……………………… 67
IVC 評価 ……………………… 67
Kocher's criteria ……………… 86
lung point ……………………… 19, 48
lung rockets ……………………… 39
lung sliding ……………… 19, 39, 48, 71
Mechanical index ……………… 95
MI ……………………… 95
oculocardiacreflex ……………… 95
ONSD ……………………… 72, 96
optic nerve sheath diameter …… 72, 96
partial dislocation ……………… 100
partial sinusogram ……………… 103
PERC rule ……………………… 50
peribursal fat ……………………… 87
PMR ……………………… 90
polymyalgia rheumatica ………… 90

Primary Assessment & Resuscitation ··· 17
protocol ·· 37
pseudo GS ·· 116
Pump ·· 37

R〜Y

rapid ultrasound for shock and
　　hypotension ···································· 30
RUSH exam ······························ 20, 30, 37
seashore sign ·· 40
Secondary Assessment & Treatment ······ 17
Stanford A 型急性大動脈解離 ················ 58
STC つまみ ··· 161
sweep scan ·································· 128, 129
swing scan ·································· 128, 129
Thermal index ······································ 95
TI ·· 95
Trendelenburg 体位 ······························ 135
tubal ring ···································· 115, 117
twinkling artifact ································ 107
ureteral jet ··· 107
volume 評価 ·· 67
Wells スコア ··· 50
Wharton 管 ··· 104
whirlpool sign ····································· 110
white ring ·· 116
yolk sac ··· 116

和　文

あ行

アキレス腱断裂 ····································· 82

異所性妊娠 ··· 117
異所性妊娠破裂 ··································· 115
異方性 ··· 81
壊死性筋膜炎 ·· 92

か行

ガイドワイヤー ··································· 130
顎下腺 ··· 104
顎下腺炎 ·· 104
仮性動脈瘤 ·································· 145, 148
下腿三頭筋断裂 ···································· 83
合併症 ···························· 125, 135, 139, 142
カテーテル留置 ··································· 127
眼球心臓反射 ·· 95
眼球破裂 ··· 99
感染性粉瘤 ··· 93
関節水腫 ··· 84
感染 ··· 139
眼内異物 ·· 102
気胸 ·· 71, 125
救急診療アルゴリズム ···························· 15
救急超音波診 ································· 15, 27
胸管穿刺 ·· 135
胸痛 ·· 47
棘上筋腱断裂 ·· 87
虚血性持続陰茎勃起症 ·························· 114
緊急度 ·· 12, 15
ゲインダイヤル ··································· 161
血胸 ··· 125
血腫 ··· 145
血栓形成 ·· 139
原始卵黄嚢 ··· 116
腱板断裂 ··· 87

腱板内	89
肩峰下・三角筋下滑液包炎	90
肩峰下滑液包	87
高エコー	165
後部硝子体剥離	97
呼吸困難	47
骨折	79
骨端線損傷	80

さ行

鎖骨下静脈	134
坐骨滑液包炎	90
三角筋下滑液包炎	90
視神経鞘径 (ONSD)	72, 96
膝蓋上嚢	84
実施記録	160
舟状骨骨折	80
重症度	12
出血	145
上顎洞炎	103
踵骨後部滑液包炎	90
硝子体出血	101
焦点診察	14, 16
静脈血栓症	142
処置補助	28
心エコー	19
深膝蓋下滑液包炎	90
診断	28
心タンポナーデ	58
深部静脈血栓症	73
水晶体脱臼	100
水腎症	107

推定残尿量	109
頭蓋内圧	72
頭蓋内圧亢進	96
精巣垂捻転	112
精巣捻転	110
精巣破裂	113
石灰沈着性腱板炎	89
ゼリー	164
前距腓靱帯損傷	81
挿管チューブ	75
蘇生	28

た行

胎芽	115, 116
体系的診察	14, 16
大腿三角部	139, 144
大腿静脈	138
大腿動脈	144
唾石症	104
短軸法	128
単純性股関節炎	86
中心静脈カテーテル留置	126
中心部エコー	107
肘正中静脈	141
超音波ガイド下血腫ブロック	80
長軸法	128
低エコー	165
等エコー	165
橈骨遠位端骨折	79
橈骨動脈	147
動静脈瘻	145
動脈誤穿刺	125, 135

な行

内頸静脈 …………………………………… 124
尿管結石 …………………………………… 107
熱的作用 …………………………………… 95

は行

肺エコー …………………………………… 19
肺水腫 ……………………………………… 71
肺塞栓症 …………………………………… 48
皮下異物 …………………………………… 94
皮下膿瘍 ………………………………… 91, 92
非虚血性持続陰茎勃起症 ………………… 114
非熱的作用 ………………………………… 95
腓腹筋遠位部 ……………………………… 83
飛蚊症 ……………………………………… 97
標準的予防策 ……………………………… 166
副咽頭間隙膿瘍 …………………………… 105
腹痛 ………………………………………… 52
副鼻腔炎 …………………………………… 103
付属器腫瘤 ………………………………… 118
扁桃炎 ……………………………………… 105
扁桃周囲炎 ………………………………… 105
扁桃周囲膿瘍 ……………………………… 105
扁桃内膿瘍 ………………………………… 105
蜂窩織炎 ………………………………… 91, 92
ボディマーク ……………………………… 163

ま〜ら行

末梢静脈路 ………………………………… 143
無気肺 ……………………………………… 71
網膜中心動脈閉塞症 ……………………… 98
網膜剝離 …………………………………… 97
モニタリング ……………………………… 28
卵巣茎捻転 ………………………………… 118
リウマチ性多発筋痛症 …………………… 90

■ プロフィール

監修

森村尚登（もりむら なおと）
東京大学大学院医学系研究科救急医学　教授

1986年横浜市立大学医学部卒業．同大学で初期臨床研修後，日本医科大学付属病院救命救急センターで救命救急医療を研修．1991年開設の横浜市立大学医学部附属浦舟病院救命救急センター（現在の市民総合医療センター高度救命救急センター）スターティングメンバー．国立横浜病院（現在の国立病院機構横浜医療センター），帝京大学医学部附属病院等の勤務を経て2010年10月より横浜市立大学大学院医学研究科救急医学主任教授，2016年10月より現職に至る．日本救急医学会救急科専門医・指導医，日本集中治療医学会専門医，日本外傷学会専門医．

編集

本多英喜（ほんだ ひでき）
横浜市立大学医学部救急医学教室，横須賀市立うわまち病院救急総合診療部　救命救急センター

1993年自治医科大学医学部卒業．1993年熊本赤十字病院で初期臨床研修（スーパーローテート研修）後，熊本県内離島，山間僻地で地域医療に従事．総合診療と救急医療の経験を積み，2001年久留米大学病院高度救命救急センターで救急・集中治療研修，済生会熊本病院救命救急センター勤務を経て，2003年横須賀市立うわまち病院に赴任．地域の救急医療を立て直すために「どこでも働ける救急医」を理念とした救急総合診療部を立ち上げ，2013年4月救命救急センター開設，現職に至る．日本救急医学会専門医・指導医，同評議員，日本内科学会総合内科専門医，日本プライマリ・ケア連合学会認定医・研修指導医．

J-POCKEYSコースに関心のある方，開催希望があれば連絡先は下記まで．
J-POCKEYSコース事務局　横浜市立大学附属市民総合医療センター高度救命救急センター　横浜市立大学医学部救急医学教室内
〒232-0024　横浜市南区浦舟町4-57　電話：045-261-5656（内線2001・2005）　FAX：045-253-9913　Mail：qq_sec@yokohama-cu.ac.jp

---

救急超音波診
救急診療にエコーを活用する

2016年12月10日　第1刷発行	監　修	森村尚登
	編　集	本多英喜
	著　者	J-POCKEYS開発ワーキングチーム
	発行人	一戸裕子
	発行所	株式会社　羊　土　社
		〒101-0052
		東京都千代田区神田小川町2-5-1
		TEL　　03（5282）1211
		FAX　　03（5282）1212
		E-mail　eigyo@yodosha.co.jp
ⓒ YODOSHA CO., LTD. 2016		URL　　www.yodosha.co.jp/
Printed in Japan	装　幀	辻中浩一，内藤万起子（ウフ）
ISBN978-4-7581-1799-9	印刷所	三報社印刷株式会社

本書に掲載する著作物の複製権，上映権，譲渡権，公衆送信権（送信可能化権を含む）は（株）羊土社が保有します．
本書を無断で複製する行為（コピー，スキャン，デジタルデータ化など）は，著作権法上での限られた例外（「私的使用のための複製」など）を除き禁じられています．研究活動，診療を含み業務上使用する目的で上記の行為を行うことは大学，病院，企業などにおける内部的な利用であっても，私的使用には該当せず，違法です．また私的使用であっても，代行業者等の第三者に依頼して上記の行為を行うことは違法となります．

[JCOPY]　＜（社）出版者著作権管理機構　委託出版物＞
本書の無断複写は著作権法上での例外を除き禁じられています．複写される場合は，そのつど事前に，（社）出版者著作権管理機構（TEL 03-3513-6969，FAX 03-3513-6979，e-mail：info@jcopy.or.jp）の許諾を得てください．